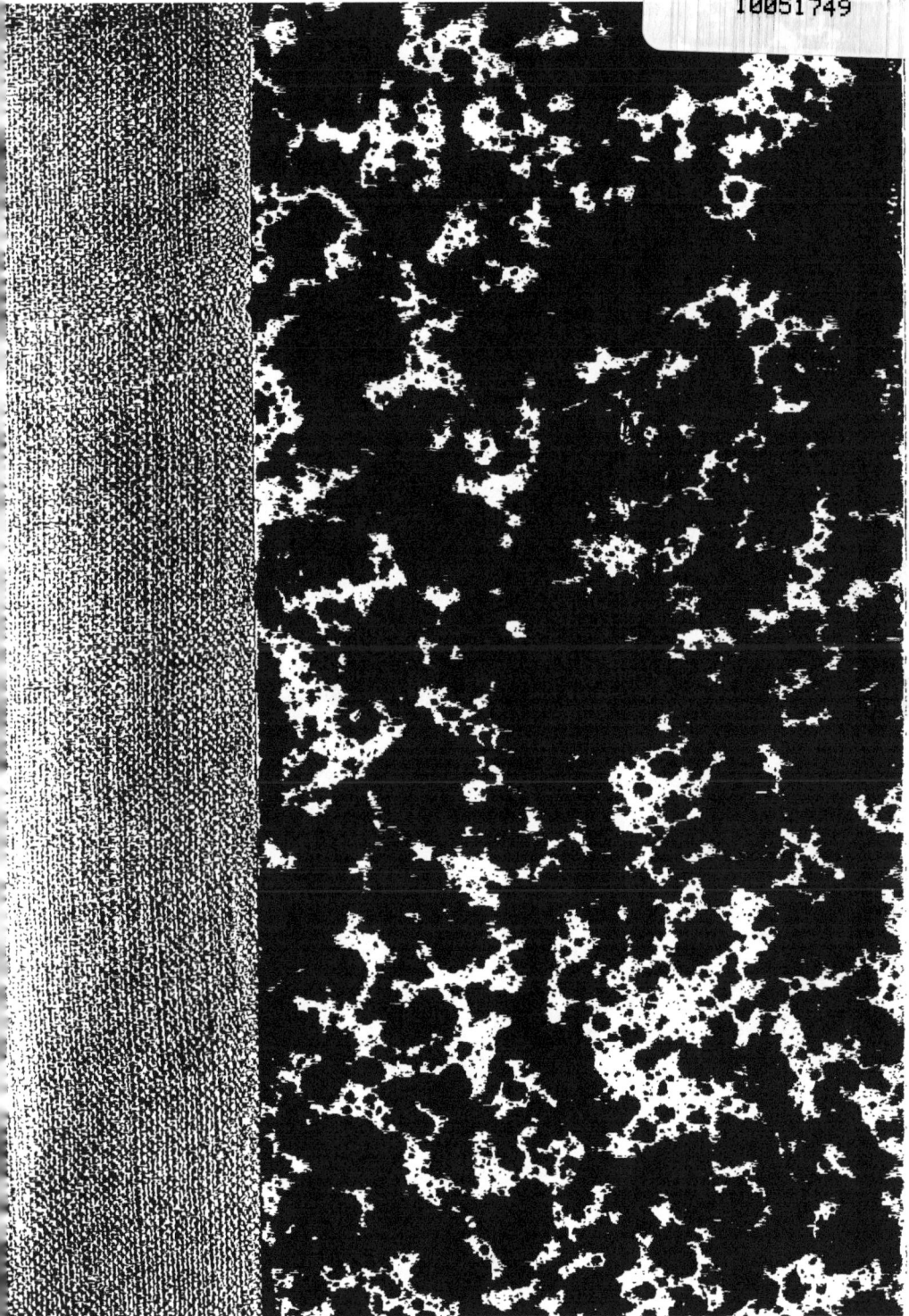

Mme AUGUSTA WEISS

La Femme
La Mère
L'Enfant

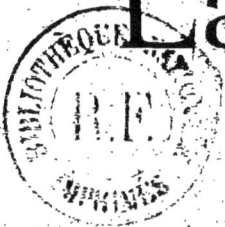

Guide à l'usage des Jeunes Mères

Préface de

M. LE Dr MORACHE

PROFESSEUR A LA FACULTÉ DE MÉDECINE DE BORDEAUX

PARIS

A. MALOINE, ÉDITEUR

23-25, RUE DE L'ÉCOLE DE MÉDECINE, 23-25

1897

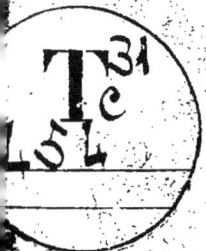

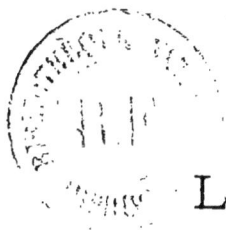

LA FEMME
LA MÈRE. — L'ENFANT

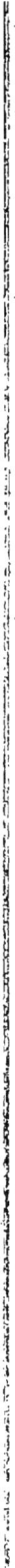

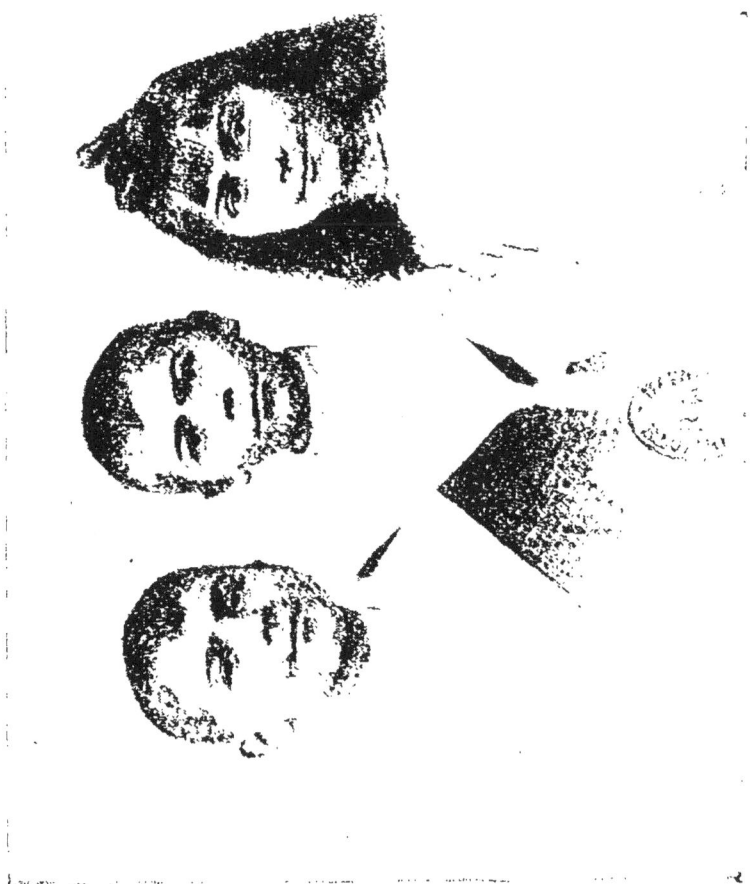

Portraits des enfants de l'auteur

Mᵐᵉ AUGUSTA WEISS

La Femme

La Mère

L'Enfant

Guide à l'usage des Jeunes Mères

Préface de

M. ᴸᴱ Dʳ MORACHE

PROFESSEUR A LA FACULTÉ DE MÉDECINE DE BORDEAUX

PARIS

A. MALOINE, ÉDITEUR

23-25, RUE DE L'ÉCOLE DE MÉDECINE, 23-25

1897

INTRODUCTION

Madame,

Vous avez bien voulu me demander mon sentiment sur l'ouvrage que vous publiez aujourd'hui sous le titre de : La Femme, la Mère, l'Enfant.

Vous m'avez fait l'honneur de m'en remettre le manuscrit, nous l'avons ensuite parcouru ensemble ; c'est donc en toute connaissance de cause que je puis répondre à votre désir.

Toutes les questions relatives à l'éducation physique de l'enfant, laquelle commence, pourrait-on dire, avant même sa naissance, sont de nature à solliciter l'attention de tous puisque l'avenir même de la société se trouve engagé. Mais c'est pour la femme, la future mère que ce sujet est essentiellement capital.

N'est-ce pas elle qui après avoir, pendant de longs mois, subi la charge et traversé les difficultés de la gestation sera la protectrice perma-

nente de l'être nouveau, veillera à toute heure du jour et de la nuit sur son développement physique, en attendant qu'elle dirige son intelligence et devienne ainsi doublement mère.

Ainsi compris, le rôle social de la femme, épouse et compagne de l'homme, gardienne de son foyer, éducatrice matérielle et intellectuelle des jeunes générations qui seront l'avenir grandit et revêt un caractère auguste. L'antiquité l'avait compris ; nos civilisations modernes, entraînées dans le tourment des luttes quotidiennes, l'ont parfois un peu méconnu.

Mais, pour remplir de pareils devoirs, il faut s'y préparer ; c'est là le but vers lequel tendent les efforts de ceux qui, avant vous, Madame, ont voulu répandre et rendre plus intelligibles les règles générales que les sciences médicales mettent à notre disposition.

Les ouvrages similaires du vôtre ont parfois une grande valeur ; j'estime que ce dernier, à la fois précis et cependant complet marque, dans cette voie, un progrès vraiment nouveau. On sent qu'il est écrit par une femme pour des femmes, par une mère pour d'autres mères. A chaque ligne, on y trouve le cachet de la personnalité de l'auteur, on sent qu'elle sait et veut ; elle ne se borne pas à relever dans les traités d'obstétrique ou de pædiatrie des principes artificiellement reliés les uns aux autres ; l'auteur est convaincu et sait imposer son opinion.

Vous avez su, Madame, allier la plus grande

*netteté scientifique à une forme familière, plutôt
même familiale, en évitant le double écueil qui
vous sollicitait. Permettez-moi de vous en féliciter
très sérieusement.*

*Toujours dans ce même ordre d'idées, vous
avez joint au texte des tracés de coupe pour les
premiers vêtements de l'enfant. Cette innovation
sera, certainement, fort appréciée.*

*Ainsi conçu, votre ouvrage me paraît des plus
utiles, des plus intéressants, et vos lectrices y trouveront, j'en suis certain, intérêt et avantages
pour elles-mêmes comme pour leurs enfants ; elles
comprendront que, dans leur noble mission, tout
a sa valeur, que le moindre détail, en apparence
négligeable, peut acquérir une importance de premier ordre.*

*Votre livre enfin, Madame, possède une grande
qualité : il y règne un souffle de jeunesse presque
de gaieté ; on ne fait bien, en effet, que ce que
l'on fait « joyeusement ».*

*Ce sont là de maîtresses qualités et c'est sur ce
sentiment que je vous prie, Madame, d'agréer
avec tous mes remerciements pour l'honneur que
vous me faites, l'expression de mes plus respec-
tueux hommages.*

J. MORACHE,
Professeur à la Faculté de Médecine
de Bordeaux.

Bordeaux, 2 avril 1897.

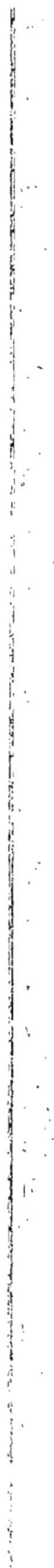

GUIDE
A L'USAGE DES JEUNES MÈRES

Ma chère Sophy,

Tu ne peux t'imaginer combien la grande
nouvelle que tu m'annonces me fait de plaisir :
tu vas être mère, que j'en suis heureuse pour
toi. Vois-tu, ma chérie, nous ne sommes *femmes*
dans l'acception complète du mot, que lorsque
nous sommes mères, et ce n'est pas là une opinion particulière, c'est un sentiment que je par-
tage avec beaucoup d'autres ; Mme Th. Bent-
zon ne s'écriait-elle pas, l'autre jour : « La
« femme n'est pas sa pareille (de l'homme), elle
« n'est pas son égale, non plus, ce serait de sa
« part une preuve de grande humilité que de
« prétendre à l'être, car dès le commencement
« du monde, elle lui fut supérieure étant mère ! »

(1) *Revue encyclopédique*, novembre 1896.

1

Voilà des façons de décréter notre supériorité
sur l'homme qui sont touchantes et qui ne sau-
raient blesser l'homme lui-même. N'est-il pas
l'auteur de cette supériorité, et n'en a-t-il pas
bénéficié lorsqu'il était enfant? Je sais bien que
des idées nouvelles se sont fait jour, de toutes
parts on entend les réclamations des féministes
qui ont vu la supériorité de la femme en dehors
de la maternité; que n'inventent-ils un troisième
sexe pour fabriquer des enfants? Si ces réclamations sont justes sur beaucoup de points, je trouve
que parmi ces femmes il en est qui par leurs discours font plus de mal que de bien à la cause
féministe. As-tu lu, l'autre jour, ce discours de
Mme Hilda Sachs dans lequel elle dit :

« Depuis que je suis en France, j'entends
« toujours les femmes se vanter d'être mères, fa-
« tiguer tout le monde par l'exhibition de leurs
« enfants. Moi, j'ai des enfants, mais je ne m'en
« vante pas. C'est une fonction naturelle qui
« n'est pas autrement flatteuse. Peut-être êtes -
« vous trop hantées par l'image de la madone
« portant comme un ostensoir son fils sur son
« bras. Moi, je préfère la Vénus de Milo ; je la
« trouve plus belle, plus adorable.... quoiqu'elle
« n'ait pas de bras du tout (1). »

Maternité et beauté. — Ce paradoxe peut être
amusant, mais il ne prouve rien. La maternité

(1) *Revue encyclopédique*, novembre 1896.

est une fonction naturelle sans doute ; la diges--
tion, la respiration, le raisonnement sont aussi
des fonctions naturelles; mais qui ne les hiérar-
chise et qui est-ce qui ne fera passer un cerveau
bien organisé avant un estomac digérant bien ?

De même, si l'enfantement est une fonction
naturelle, la maternité qui en est le résultat fait
parvenir la femme à l'apogée de sa gloire morale.
Avant de naître, l'enfant fait souffrir la femme.
en naissant il la fait souffrir encore, et lorsqu'il
est là, enfin, la mère ne lui semble-t-elle pas re-
connaissante de tout ce qu'elle a enduré pour lui
et ne le remercie-t-elle pas des souffrances pas-
sées par de nouveaux sacrifices ?

Mᵐᵉ Sachs n'a vu dans la maternité qu'une
maladie. une gêne, une déformation. Elle a cru.
comme beaucoup de femmes, qu'il n'était pas
possible de devenir mère en restant belle, voilà en
somme l'explication de son dédain. Et c'est là
qu'est son erreur : si pour la plupart des femmes
la maternité est une déchéance esthétique, c'est
qu'elles sont mal soignées. Pourvu que l'enfant
vienne bien et que la mère se rétablisse à peu près.
on s'occupe peu du reste ; que la femme reste
aussi grosse après les couches qu'auparavant,
que ses seins soient ridés et flétris après l'allaitement d'un enfant, que ses dents tombent, qu'importe ! Mais il importe beaucoup, puisqu'il peut
en être autrement et de plus d'une manière.
D'abord, peut-on dire qu'on s'est rétabli tant
qu'on n'est pas redevenu ce qu'on était aupara

vant ? et les différences observées n'indiquent-
elles pas une guérison imparfaite ? Sous d'autres
rapports tant que les femmes et les féministes
n'auront pas plus de privilèges qu'ils n'en ont
obtenus jusqu'à ce jour, une grande partie de
notre force se trouvera dans le charme de notre
personne, dans la perfection de notre corps ; sans
être des Vénus de Milo, nous devons tout faire
pour nous défendre contre l'enlaidissement. Mais
pour cela il faut savoir, car beaucoup de médecins et de sages-femmes négligent absolument
d'indiquer les précautions grâce auxquelles les
femmes conserveraient leur beauté. La femme
bien portante doit rester aussi belle après ses
couches, je dirai plus : elle doit en sortir embellie
par la fierté d'être mère !

J'ai eu la bonne chance d'être bien conseillée
sous ce rapport, ma chère Sophy, et je veux
que tu profites de mon expérience. Tu es jeune,
seule, sans parents, dans une campagne où les
sages-femmes en sont encore aux vieilles mé-
thodes (1), je veux dans mes lettres t'indiquer les
fautes à éviter et les moyens à employer pour
réagir contre les causes de déformation. — Je
veux aussi te faire connaître à l'avance cet enfant qui n'est qu'un inconnu pour toi. Que de

(1) Dans certains départements français, en Ariège,
par exemple, les sages-femmes ont un fauteuil qui sert
pour toutes les accouchées, or, elles disposent de moyens
de désinfection plus qu'élémentaires, ce fauteuil peut donc
devenir un véritable moyen d'infection.

craintes, que de soucis j'aurais pu m'épargner si j'avais su ! Eh bien ! tu sauras tout ce que j'ai appris seule, lentement, jour par jour.

Manque de préparation à la maternité. — Comprends-tu cette aberration qui fait qu'on se jette tête baissée dans une aventure de cette importance ? On se prépare pour une excursion, pour un examen et on attend ce grand événement sans préparation d'aucune sorte.

On fait bien une layette, mais c'est là la partie la plus élémentaire des préliminaires. La jeune mère ne devrait-elle pas avant l'arrivée de cet hôte chéri le connaître un peu, lui et ses besoins, et être à même d'y pourvoir ?

Lorsqu'on doit recevoir un simple invité, on s'informe de ses goûts, de ses manies mêmes, afin de tout disposer pour le mieux, lorsqu'on attend l'enfant, on ne s'informe de rien ; de telle sorte qu'entraînée par tous les commérages on ne sait plus de quel côté se diriger et le frêle esquif conduit par un pilote aussi peu sûr a une première enfance difficile, sinon souffreteuse. Pourquoi donc la jeune femme ne profiterait-elle pas des mois de la grossesse pour s'instruire de tout ce qui concerne l'enfant : l'éducation physique et morale de celui-ci commence avant sa naissance. Puis, c'est une chose si sérieuse que d'élever un enfant ! De ces premiers soins dépendront sa santé pour la vie entière, il sera fort et bien portant, intelligent et bon, suivant la

manière dont nous nous y serons prises, et pour
mener à bien une œuvre de cette importance,
nous ne travaillerions, nous n'étudierions pas à
l'avance ? Mais ce serait folie, ce serait crime.

C'est, comme je l'ai déjà dit, dans nos faibles
mains de femmes que se trouve tout l'avenir de
la race et notre devoir est de la faire forte et
belle.

Je crois que je vais te faire rire, ma chère
Sophy, eh bien, je trouve que les programmes
d'enseignement dans les lycées de jeunes filles
sont incomplets. Je voudrais que dans le cours
d'hygiène, par exemple, qui est destiné aux
grandes élèves, on parlât de la première enfance.
Pourquoi cacher à ces jeunes filles qu'elles seront mères, leurs poupées le leur ont appris
depuis longtemps et leur cœur le leur crie chaque
jour. A ce propos même, écoute Herbert Spencer :

« Si, par aventure, aucun autre vestige de
« notre civilisation qu'un tas de nos livres clas-
« siques, ou bien une liasse de nos compositions
« de collège, n'arrivait à la postérité, représen-
« tons-nous l'étonnement d'un antiquaire de
« l'avenir, en voyant que rien n'indique, dans ces
« papiers et dans les livres que les élèves qui s'en
« servaient dussent jamais avoir d'enfants. Bon !
« disait-il, cela devait être un cours d'études pour
« les célibataires. Je vois qu'on y portait son
« attention sur beaucoup de choses, particulière-
« ment sur l'explication d'ouvrages laissés par

« des peuples qui n'existaient plus, ou apparte-
« nant à d'autres peuples contemporains (ce qui
« semble indiquer que ce peuple-là n'en avait
« guère de bons lui-même) ; mais je ne trouve
« dans tout cela aucune allusion à l'art d'élever
« les enfants. Ces gens n'eussent pu être assez
« dénués de sens pour ne donner dans leur sys-
« tème d'éducation aucune place à un sujet qui
« implique la plus grave des responsabilités.
« Donc, évidemment, ceci était le cours d'études
« *d'un de leurs ordres monastiques* (1). »

(1) *De l'Éducation* (H. SPENCER). Bibliothèque utile,
page 27.

DEUXIÈME LETTRE

AVANT LA NAISSANCE

La mère. — Soins physiques.

Avant tout, ma chérie, parlons de toi. Tu me dis que ta grossesse est fort belle, il en est généralement ainsi lorsque l'on se porte bien et que l'équilibre de l'économie est bien établi. Ne change donc rien à ta manière habituelle, mange, va, dors comme avant.

Alimentation. — Cependant, si ton appétit se développe comme tu me le dis, tu feras bien au lieu de surcharger ton estomac à chaque repas, de couper les intervalles par de petits lunchs ; habitude que tu pourras continuer pendant l'allaitement : à 10 heures, un œuf à la coque ou autre chose d'appétissant, à 4 heures un bol de lait ou un sandwich ; mais ne tombe pas dans le travers commun à quelques femmes enceintes.

n'exagère pas la quantité de vin que tu bois habituellement et ne prends pas de liqueurs fortes.
Certaines femmes s'imaginent que l'alcool est
une chose indispensable durant la grossesse,
qu'il les fortifie, etc. Il les énerve bien plutôt.
De plus, elles prennent des habitudes d'intem-
pérance dont elles se corrigent difficilement plus
tard et dont l'enfant se ressent. En général, la
femme enceinte doit bannir tout ce qui peut
l'énerver davantage (à ce moment elle l'est toujours un peu) ; d'où abstention de liqueurs, de
thé, de café, à moins d'indications particu-
lières.

Nutrition. — Mais il ne suffit pas de bien
manger et de manger avec appétit, il faut encore
bien digérer et bien évacuer. On facilitera beaucoup la digestion en ne faisant pas de repas
trop copieux, bien des indispositions chez les
femmes enceintes ont leur origine dans le travail
excessif qu'elles imposent à leur estomac. Sans
doute l'appétit devient plus grand, mais l'estomac
reste le même, il vaut donc mieux multiplier le
nombre des repas que de surcharger cet or-
gane (1).

Par suite de la tendance à la congestion dans
le petit bassin, plus tard à cause du poids de
l'utérus sur le gros intestin, la constipation est

(1) Quelquefois ces excès donnent lieu par la suite à
des dilatations d'estomac.

1*

presque une règle générale durant la gestation,
il est cependant indispensable que la femme aille
à la garde-robe tous les jours, la cause de cette
constipation étant simplement mécanique, il faudra l'atténuer par des lavements (eau chaude et
glycérine, eau chaude et huile), et la combattre
par la gymnastique abdominale, qui consiste à
aller à la garde-robe tous les jours à la même
heure. La femme enceinte a aussi des nausées et
des vomissements. ils sont dûs à un état réflexe,
ils ne demandent un traitement spécial que s'ils
deviennent graves. mais généralement l'intestin
s'habitue peu à peu à la situation qui lui est
faite et les vomissements disparaissent d'eux-
mêmes.

Les dents. — Avant d'en finir avec le tube
digestif, il faut parler des dents. Il est un pro-
verbe qui prétend que chaque enfant coûte une
dent à sa mère. Cette forme imagée indique un
fait vrai, en partie du moins. Ce n'est pas seulement, comme l'affirment certains auteurs parce
que l'enfant a besoin de sels calcaires et de phosphates pour se former que les dents de la mère
se carient (1), c'est aussi parce que la femme enceinte est dans un véritable état de désassimila-
tion, peut-être aussi parce que sa salive subit
certaines modifications. Pour rétablir l'équilibre,
il est bon de prendre des phosphates de chaux

(1) *Hygiène de la mère et de l'enfant*, Mme Pokitonoff.

durant la gestation, il faut aussi se laver soigneusement la bouche deux fois par jour avec une solution antiseptique : de l'eau boriquée a 30/1000 ou mieux encore avec un alcoolat au salol.

Ptyalisme. — Certaines femmes enceintes secrètent de la salive en quantité surabondante, jusqu'à entraîner du dépérissement, il faut avoir recours aux gargarismes astringents et s'armer de patience, ces phénomènes disparaissant en général dans les deux ou trois premiers mois de la grossesse.

Respiration. — Le tube digestif n'éprouve pas seul quelques modifications par la grossesse. Presque toutes les femmes éprouvent de la gêne à respirer, elles s'essoufflent rapidement et craignent un asthme ou autre maladie des voies respiratoires. Elles se tranquilliseront quand elles sauront que ces inconvénients sont dûs à un changement fatal dans le mode de respiration jusqu'à présent à la fois costale et abdominale et qui, durant la grossesse, devient presque absolument costale par suite du refoulement du diaphragme (1) par la matrice développée ; elles comprendront en même temps qu'il faut ne pas gêner le mouvement d'inspiration qui est déjà

(1) Le diaphragme est cette cloison musculaire à convexité supérieure qui sépare la cavité du thorax de la cavité abdominale.

suffisamment réduit, en comprimant la taille ou plus exactement les côtes.

Circulation. — La circulation se trouve partiellement modifiée par suite du travail intense qui se fait du côté de l'utérus, aussi ne faut-il pas s'étonner de voir les mains et les pieds des femmes enceintes se gonfler un peu : la circulation se faisant mal aux extrémités. Il serait donc peu intelligent de l'entraver encore par des jarretières ou par des chaussures étroites, le résultat le plus certain serait l'apparition de *varices*, (dilatations des veines des membres inférieurs,) des massages intelligemment pratiqués pourront servir à exciter un peu les nerfs vaso-moteurs de ces parties.

La peau. — Enfin la peau est aussi éprouvée durant la grossesse. Tout le monde a vu des femmes ayant ce qu'on appelle le *masque* (taches cuivrées plus ou moins foncées sur le visage) D'après quelques personnes, ces taches seraient dues à ce qu'on expose le visage à des alternatives de chaleur et de froid trop fréquentes, ils prétendent que les repasseuses, les cuisinières, toutes personnes que leur métier oblige à ces brusques changements ont plus souvent le masque que les autres femmes. Comme de toutes les manières c'est là un système nuisible à la beauté du teint, il est bon de l'éviter pendant la grossesse et en tout temps.

Ce masque disparaît en général quelque temps après l'accouchement. Le Dr Auvard recommande de se servir de la liqueur suivante en lotion une fois par jour.

Amandes amères mondées	90 gr.
Eau	500 gr.
Bichlorure de mercure	huit décigrammes
Chlorhydrate d'ammoniaque	2 gr.
Alcool à 85°	15 gr.
Hydrolat de laurier-cerise	15 gr.

D'autres préconisent les lavages à l'eau oxygénée (faire attention à ne mouiller ni les cils ni les sourcils) pour ma part, je n'ai jamais eu de masque, il m'est difficile de te faire part de mon expérience personnelle, mais il me semble, puisque ces taches proviennent d'un trouble dans la circulation, le mieux pour prévenir leur apparition est de veiller à ce que la circulation se fasse dans les meilleures conditions possibles.

Bains et lotions. — Tu me demandes si je te conseille de continuer l'usage du tub, je n'y vois aucun inconvénient puisque tu en as l'habitude ; seulement évite autant que possible de te refroidir. Toute maladie de la mère retentit sur le fœtus, il faut donc que la mère tâche d'être aussi bien portante que possible. Les bains chauds sont bons comme moyens de propreté et pour accroître la souplesse des parties génitales externes, mais il ne faut les prendre ni trops chauds (30 à

32°), ni trop longs. Les bains de pieds chauds doivent être absolument proscrits. Lorsque la femme est bien portante et qu'elle n'a pas de dispositions à l'avortement elle peut prendre des bains de mer sans inconvénient.

Toilette intime. — La toilette intime doit toujours être soignée mais plus encore pendant la grossesse. Durant les huit premiers mois ces soins spéciaux consisteront en lavages intérieurs avec de l'eau tiède boriquée ou à la rigueur avec de l'eau ayant simplement bouilli. On se servira d'une canule pourvue d'une extrémité ovalaire percée de plusieurs petits trous et on aura soin de n'élever la petite fontaine que de $1^m,50$ du sol. Par ce moyen on, évitera un jet trop violent qui transformerait le lavage en une injection pouvant pénétrer jusqu'à l'intérieur de la matrice ce qu'il faut éviter absolument.

A partir du 8e mois, ces précautions devront être plus sérieuses encore, car elles auront pour but de prévenir les infections locales qui peuvent avoir sur l'enfant l'effet le plus désastreux.

Cependant, il vaudrait mieux supprimer toute espèce de lavage intérieur jusqu'au 8e mois, si pour une raison quelconque tu ne pouvais les faire en prenant toutes les précautions que je t'indique et te borner dans ce cas à une toilette purement extérieure.

Les promenades. — Pour ce qui est des pro-

menades, ne crains pas de les faire comme par
le passé à moins d'une défense expresse du docteur, défense motivée par une cause particulière.
Je dirai plus : fais tout ce que tu pourras pour
être en plein air autant que possible. De l'air
pur, de l'oxygène ! voilà l'excitant qui convient
aux femmes et aux enfants. Mais pour cela, n'exagère pas les promenades, une fois la marche
habituelle faite, reste dans ton jardin ou autre
part, pourvu que ce soit à l'air libre. Il est cependant prudent de marcher un peu moins à
l'époque correspondant à la menstruation, surtout durant les premiers mois ; les fausses-cou-
ches étant plus fréquentes, à ce moment.

Accidents. — En principe, une femme ne doit
pas perdre une goutte de sang durant sa grossesse. L'apparition du sang doit être regardée
comme un accident sérieux. Il en est de même
des coliques ou des douleurs quelconques sur-
venant dans l'abdomen. Dans l'un et l'autre cas,
en attendant des soins médicaux, la jeune femme
doit se coucher et garder l'immobilité.

Précautions. — Il faut aussi, vers la fin de la
grossesse que la femme se soumette à un examen
médical qui aura pour but de vérifier les dimensions du bassin et la position de l'enfant. En
omettant cette précaution, on peut quelquefois
s'exposer au moment de l'accouchement à des
surprises dangereuses.

Résumé. — Dans la maison, sois comme par le passé une ménagère active et vigilante, agis, va, viens, mais permets-moi quatre observations : ne fais point de besogne qui t'oblige à lever les bras en l'air ; ne soulève pas d'objet lourd ; ne frotte pas avec les pieds ; et ne fais pas marcher la machine à coudre.

Hormis ces quelques restrictions, la femme enceinte et bien portante doit vivre comme toutes les femmes. Pourquoi les femmes du peuple accouchent-elles si facilement, j'allais dire si simplement? Parce que durant le temps de la gestation, elles ont vécu comme avant : sans s'immobiliser davantage.

ANTISEPSIE ET ASEPSIE

Microorganismes. — A chaque instant. je te parlerai de microbes. de microorganismes, d'antisepsie et d'asepsie. Je crois donc prudent, afin d'être comprise exactement, de te donner quelques explications à ce sujet.

Tout le monde sait que nous sommes environnés de toutes parts de corpuscules animés infiniment petits et portant le nom de *bacilles, microbes, vibrions,* etc. Ces infiniments petits se reproduisent avec une rapidité effrayante. ce sont en général, les ennemis de l'homme. On sait aujourd'hui qu'ils sont les agents des maladies infectieuses: rougeole. scarlatine, fièvre typhoïde, etc., et qu'ils agissent beaucoup plus par les produits toxiques qu'ils fabriquent que par leur présence.

On a fait des recherches pour voir dans quelles conditions vivaient ces organismes, et on a trouvé que la chaleur humide les détruit vers 100°, mais que pour détruire les *spores* (1) il fallait aller jusqu'à 115 ou 120°. D'un autre côté, on a trouvé des substances qui détruisent ces infiniment petits, c'est ce qu'on appelle des *antiseptiques*.

Antisepsie. — Faire de l'*antisepsie* c'est donc détruire des microbes soit par la chaleur, soit par les substances antiseptiques.

Asepsie. — Un corps privé de micro-organismes est un corps *aseptique*, et lorsque dans une opération chirurgicale, par exemple, on ne se sert que d'objets aseptiques (chirurgicalement propres) on ne fait plus de l'antisepsie, on fait de l'*asepsie*.

Cependant l'antisepsie et l'asepsie s'emploient en général simultanément. Ainsi un chirurgien, avant de faire une opération, veut rendre ses mains aseptiques, pour cela il les savonne, il les brosse énergiquement, puis il les passe à l'alcool et enfin dans une solution au sublimé. Ses mains sont aseptisées, mais dans le cours de l'opération s'il les souille, il les passe de nouveau rapidement dans le liquide antiseptique, il fait donc de l'antisepsie.

Quelques préparations antiseptiques. — Comme

(1) Les spores. On pourrait dire familièrement que les spores sont de la graine à microbes.

antiseptiques nous nous servirons : de l'eau boriquée, de la vaseline boriquée, de la liqueur de
Van Swieten et de l'eau phéniquée.

Eau boriquée. — L'eau boriquée s'emploie généralement à (40/1000). Voilà la façon de la
préparer la plus rationnelle. On fait bouillir un
litre d'eau très propre, puis on y jette 40 gr.
d'acide borique et on remue avec une cuillère.
Lorsque la solution s'est refroidie on la verse
dans une bouteille. Cette solution est à 40/1000.
Comme on se sert presque toujours d'eau boriquée
tiède, il suffit de préparer à l'avance une certaine
quantité d'eau boriquée à 40/1000, et au moment
de l'employer on la fait chauffer au bain-marie,
ou s'il faut l'employer à 20/1000 on la coupe
avec moitié eau *bouillie* chaude.

Il faut bien faire bouillir l'eau pour la stériliser (1) je parle aussi bien de celle qui sert pour la
solution que de celle qui sert à la réchauffer.

Vaseline boriquée. — On mélange 15 gr.
d'acide borique, à 100 grammes de vaseline.

Liqueur de Van Swieten. — Comme le sublimé n'est pas très soluble dans l'eau, on prépare les solutions aqueuses en le faisant d'abord
dissoudre dans dix fois son poids d'alcool.

(1) On dit qu'un liquide est stérilisé lorsqu'il ne renferme plus de germes ou de corps vivants.

Liqueur de Van Swieten à 1 pour 1000	Sublimé	1 gramme
	Alcool.	10 grammes
	Eau distillée. . .	1000 grammes
	Acide tartrique . .	1 gramme

Eau phéniquée. — L'acide phénique est peu soluble dans l'eau on le fait donc d'abord dissoudre dans une partie égale à son poids d'alcool ou de glycérine. Il y a la solution forte et la solution faible.

Solution forte à 50 p. 1000	Acide phénique cristallisé .	50 gram.
	Alcool ou Glycérine. . .	50 —
	Eau.	1000 —

Solution faible à 25 p. 1000	Acide phénique cristallisé .	25 gram.
	Alcool ou Glycérine. . .	25 —
	Eau.	1000 —

La première de ces solutions ne s'emploie guère que pour désinfecter les mains, les éponges ; la seconde est usitée dans le courant des pansements et des opérations.

AVANT LA NAISSANCE

La mère. — Le costume.

Tu me demandes des renseignements sur tes
vêtements, sur la manière de les élargir, etc. Eh
bien, ma chère amie, toute la théorie sur la façon de vêtir la femme enceinte repose sur un
principe, qu'elle méprise trop en temps ordinaire:
il faut que la circulation se fasse en toute liberté!
On pourrait y ajouter un petit corollaire : il faut
que le corps se trouve, autant que possible, dans
une situation normale.

Le corset. — Ceci condamne le corset et tout
ce qui comprime. Durant les premiers mois, la
taille n'épaissit guère et on peut, à la rigueur
conserver son corset, mais en le desserrant, au fur
et à mesure des besoins. Surtout, Sophy, je t'en
supplie, ne fais pas fine taille. Ce qui est déjà si

fort blâmé par les médecins, en temps ordinaire,
deviendrait un crime actuellement. Laisse vivre
cet enfant à son aise, qu'il s'étale, qu'il se développe librement. Il y a une autre raison encore :
la respiration étant devenue tout à fait costale si
la cage thoracique est comprimée, elle n'a plus
l'amplitude nécessaire pour permettre de faire
une provision d'air frais suffisante. Commande
pour le 5ᵉ mois une brassière de grossesse qui
soutient les seins sans les comprimer. C'est une
sorte de corset sans baleines muni devant de ce
qu'on appelle une « bouteille ». Cette bouteille est
simplement formée de deux bandes de tissus de
caoutchouc, qui permettent à la brassière de
s'élargir indéfiniment ; comme tu le vois cela est
très pratique.

Jupes et jupons. — Pour les jupes et jupons,
fais monter l'ampleur du derrière de la jupe sur
une coulisse au moyen d'un élastique ou de deux
cordons que tu pourras élargir comme il te con-
viendra.

Il existe un autre inconvénient pour les jupes:
à mesure que le ventre grossit, elles deviennent
trop courtes de devant et en se raccourcissant elles
augmentent l'apparence d'embonpoint ; en biaisant
le haut de la jupe et en la mettant un peu plus
bas que la taille, on peut sinon remédier complètement à ce travers, du moins l'atténuer.

Je te conseille aussi de te faire faire une « tournure » tu sais, un de ces petits sacs pleins de crin

que l'on mettait autrefois dans l'intérieur des jupes. Autant cet usage était stupide, autant il rend de services lorsqu'on est dans une position intéressante. La femme enceinte, sans même s'en douter se renverse en arrière, ceci pour une cause d'équilibre, elle creuse ainsi la partie postérieure de son corps et fait saillir davantage son abdomen. Cette tournure rétablit un peu la ligne, et tout en grossissant réellement la circonférence féminine la fait paraître moins volumineuse.

Pour ce qui est des corsages, adopte de préférence des jaquettes avec un devant bouffant, et, dans les derniers temps cache-toi sous une pèlerine, c'est ce que tu auras de mieux à faire.

Jarretières. — Tu m'as dit, n'est-ce pas que tu ne portais plus de jarretières, que tu avais définitivement adopté les jarretelles, tu as bien fait, maintenant, surtout, il faut que la circulation se fasse tout entière sans empêchement; toute compression non seulement n'est pas bonne, elle est nuisible.

Chaussures. — Quant aux talons, réduis-les à leur plus simple expression, choisis des chaussures larges et solides, en un mot *mets-toi à ton aise.*

Dès que le sixième mois sera arrivé, commande une ceinture de grossesse, tu la feras, autant que possible, confectionner par un bandagiste en lui recommandant de la faire plus large qu'il n'en a l'habitude. Cette ceinture, ma chère, sera pour toi un vrai secours, elle empêchera les fibres du ventre de se distendre outre mesure, grâce à elle tu traîneras ton fardeau bien plus allègrement, grâce à elle aussi, en partie du moins, après les couches tout reprendra l'aspect initial.

QUATRIÈME LETTRE

AVANT LA NAISSANCE

La mère. — Moral et intelligence.

Envies. — Après t'avoir indiqué les mesures à prendre, au point de vue physique, laisse-moi, ma chère amie, te parler un peu du moral. Tu t'inquiètes de ces envies dont tout le monde te parle. Jusqu'à présent, tu n'en a pas eues, mais d'en entendre tant parler cela te donne la crainte d'en avoir. C'est je crois là l'origine véritable de toutes les envies. Ce n'est pas parce que la mère a désiré tel ou tel objet que l'enfant sera marqué d'un *nævus* (1) correspondant, c'est bien plutôt parce que la mère s'attache à cette envie non satisfaite, crains qu'elle puisse s'imprimer sur le fœtus, en un mot la transforme en une impression. S'il est certain qu'il y a corrélation entre la mère et l'enfant, il ne faut pas croire que les

(1) Taches différentes de forme et de couleur.

2

choses se passent aussi simplement et qu'un désir non satisfait se photographie pour ainsi dire sur l'épiderme du petit être. Il faut que les faits se transforment en impressions, en obsession même pour qu'il y ait retentissement sur l'enfant.

J'ai eu trois enfants, je n'ai jamais eu d'envie tout simplement parce que j'ai de suite détourné mon esprit de ce qui aurait pu l'impressionner d'une façon fâcheuse (1).

Comment, toi, destinée au beau rôle d'éducatrice, tu n'aurais même pas la force de résister à des tentations folles ou stupides ? Tel qui prive une femme enceinte de salade, lui permet de manger de la poix de cordonnier sous prétexte que c'est une envie ! mais c'est tout simplement de la démence.

Occupations intellectuelles. — Un moyen pour la mère d'échapper aux obsessions, c'est d'user de dérivatifs ; au lieu de laisser son esprit inoccupé et vide, pourquoi, tandis que ses mains

(1) Je sais bien que beaucoup me répondront c'est surtout parce que vous n'étiez pas prédisposée : que vous n'étiez ni trop nerveuse, ni hystérique. Et pendant que les uns affirment que les *nœvus* sont des psycoses résultats d'une relation entre les faits psychiques et la circulation périphérique du fœtus ; les autres me diront que ce sont de simples arrêts dans la formation des tissus épithéliaux et que les envies, les obsessions mêmes n'ont rien à y voir. — Il ne m'appartient pas de trancher cette question, je ne puis et ne veux parler que de mon expérience personnelle et indiquer les moyens qui m'ont réussi.

actives préparent la layette, ne donne-t-elle pas un aliment à son cerveau, pourquoi ne lit-elle pas des ouvrages se rapportant au petit être qu'elle attend, pourquoi ne se prépare-t-elle pas à son rôle de mère en complétant son éducation sur ces choses inconnues d'elle ?

Changement d'affectivité. — Souvent les femmes changent absolument et malgré elles d'affectivité durant la grossesse ; elles détestent ceux qu'elles ont le plus aimés, là encore une occupation intellectuelle est pour elles d'un grand secours.

Ce n'est pas d'ailleurs pour toi que je parle, ma chère Sophy, je sais que tu ne peux rester inactive sous quelque rapport que ce soit, et je crains peu pour toi les envies. Je voudrais, au contraire, t'arrêter un peu, il ne faut pas non plus fatiguer ton cerveau : en tout, garde un juste milieu.

Sans doute, l'entourage et les pensées de la mère ont une action sur l'enfant ; les Anciens le croyaient et je le crois aussi. Entoure-toi d'objets plaisants, beaux même si cela est possible, sois d'humeur gaie et agréable, tu le peux, tu le dois même puisque tu te portes bien. Évite les accès de colère, ne fréquente ni les bals, ni les soirées, ni les théâtres, l'air y est trop appauvri et ne te fournirait pas assez d'oxygène, et ce manque d'oxygène pourrait provoquer une syncope. Fuis les foules, sois calme et sereine. En un mot, vis en sage. Là est le secret d'une belle gestation de laquelle sortira un bel enfant.

Entourage. — Il faut aussi demander à ceux qui t'entourent d'avoir pour toi de la patience et de la douceur. La femme enceinte est plus impressionnable que dans l'état normal, il existe chez elle une super-activité nerveuse et les émotions très vives peuvent parfois avoir chez elle des conséquences fâcheuses.

Résumé. — Et pour résumer ce qui concerne les conseils intellectuels, moraux et physiques, je dirai la vie de la femme enceinte doit être la vie normale par excellence : pas de surmenage, pas de veillées, la crainte des agglomérations, une nourriture saine et fortifiante, une propreté parfaite, la vie en plein air et le calme de l'esprit.

LISTE DE QUELQUES OUVRAGES :

1. L'éducation morale dès le berceau.   B. PEREZ.
2. De l'Education . . . . . .   HERBERT SPENCER.
3. Le lendemain du mariage . . .   Dr CORIVEAUD
3. Hygiène de la première enfance .   Dr BOUCHUT.
4. Conseils aux mères . . . . .   Dr DONNÉ.
5. Le nouveau-né . . . . . .   Dr AUVARD.
6. Cours de Physiologie . . . .   MATHIAS DUVAL.
7. Anatomie artistique. . . . .   »   »

AVANT LA NAISSANCE

La mère. — Les seins.

Il te semble, sans doute, ma chère Sophy, que j'en ai fini maintenant avec la mère et que je vais enfin m'occuper du bébé. Tu te trompes, ma chérie, aujourd'hui encore, je te parlerai de toi, mais le sujet sera la transition naturelle entre la mère et l'enfant, il s'agit des seins.

C'est là une question très importante, et c'est pourquoi je veux lui consacrer une lettre toute spéciale et entrer à son sujet dans toutes les particularités.

Tu désires nourrir ce jeune homme et je t'en félicite, ma chérie, toute mère bien portante et n'étant pas trop impressionnable doit nourrir quand même elle n'aurait pas beaucoup de lait, car elle pourra recourir aux adjuvants.

Préparation des seins. — Mais on ne s'im-

provise pas plus nourrice qu'on ne s'improvise
mère, et telle jeune femme bien constituée ayant
beaucoup de lait s'est vue dans l'impossibilité de
nourrir son enfant pour avoir négligé des précautions élémentaires. Dans les deux ou trois
derniers mois de la gestation, il faut préparer le
sein au rôle qu'il doit remplir. Tout d'abord, il
faut le préserver du froid : le sein se dévelop-
pant davantage se refroidit plus vite, il faut donc
le couvrir un peu plus.

C'est une habitude qu'il est bon de prendre et
qu'il faut conserver durant l'allaitement pour
empêcher les refroidissements et favoriser la se-
crétion lactée qui se fait beaucoup mieux lorsque
la température du corps est assez élevée.

Voilà ce que j'avais imaginé à ce sujet. Je
taillais deux morceaux de mousseline rectangu-
laires ayant comme largeur à peu près la largeur
de la poitrine, comme hauteur 15 à 18 centimètres. Entre ces deux mousselines je plaçais
une mince couche de ouate, et je consolidais le
tout par des piqûres formant des losanges, comme
sur les couvre-pieds.

Ces sortes de petits « boucliers » se lavaient
aisément et j'en changeais chaque fois que le
besoin s'en faisait sentir. Durant l'allaitement, ils
me servaient encore pour empêcher le lait de
traverser chemise et corsage ; ils ont de plus cet
avantage sur l'ouate, c'est qu'ils ne se collent
pas sur le bout du mamelon. Pour aider au développement du mamelon, on peut avoir recours

aux frictions et surtout au massage, cette panacée de l'avenir.

Le bout des seins. — Si le bout des seins est ombiliqué, c'est-à-dire s'il ne ressort pas bien, il faut exercer sur lui des succions au moyen d'une tétèrelle, environ un mois avant la naissance ; en le faisant trop tôt, quelques auteurs prétendent qu'on pourrait provoquer un accouchement prématuré.

C'est maintenant que tu peux éviter cette chose terrible qu'on appelle des gerçures et des crevasses. Tu as dû entendre parler des souffrances qu'occasionnaient ces accidents, souffrances telles que la mère la plus dévouée est quelquefois forcée de suspendre l'allaitement, de là, formation d'abcès, etc. Quelques soins préliminaires peuvent prévenir ces maux : il faut durcir et fortifier le bout des seins. Pour cela, il faut commencer à les laver avec des liquides astringents un mois avant l'accouchement.

L'un des moyens les plus simples consiste à humecter le bout du sein matin et soir avec de la glycérine dans laquelle on a fait dissoudre du tannin. On pourra ajouter du rhum dans la proportion du quart.

Glycérine	30 grammes
Tannin	2 —
Rhum	8 —

Pour empêcher les vergetures. — Sous le

poids du lait, les fibres musculaires de la peau de la mamelle ont une tendance à s'allonger ; il faut, durant la grossesse et durant l'allaitement sans comprimer les seins, les soutenir au moyen d'une brassière ou d'un corset à goussets mous. Si on néglige de prendre cette précaution les fibres musculaires s'allongeant outre mesure, il peut y avoir rupture dans certaines de leurs parties, et après l'allaitement le sein au lieu d'être blanc et lisse présenterait de nombreuses *vergetures* (sortes d'éraillures blanchâtres).

J'en ai fini avec les soins préliminaires qui te concernent, ma chère enfant, j'aurais pu te faire bien des recommandations encore, mais tu es intelligente et instruite et tu peux te procurer bon nombre de livres dans lesquels les renseignement abondent, ce que je m'attache à te donner surtout, c'est une règle de conduite générale, pour le reste, et s'il te survenait un accident quelconque, le plus simple et le mieux, ce serait d'appeler un médecin.

AVANT LA NAISSANCE

L'enfant. — La layette.

La layette. — Tu me presses, ma chère Sophy, de te parler de la layette, et je comprends que tu veuilles t'en occuper sans retard, attendu qu'une bonne mère de famille doit avoir sa layette toute préparée à partir du septième mois. Cela ne fait pas naître l'enfant plus tôt, et on est plus tranquille, puis, dans les derniers mois, on ne travaille plus aussi vite, étant un peu alourdie.

Il existe, comme tu le sais, maintes façons d'habiller les nouveaux-nés, je ne t'en indiquerai qu'une, celle dont je me suis servie moi-même et que je crois bonne.

Principes fondamentaux. — Il faut, pour les vêtements de l'enfant, obéir à quatre principes :

1º Il ne faut pas gêner sa circulation.

2° Il faut soutenir son corps trop mou, pour se soutenir lui-même.

3° Il faut le couvrir suffisamment, l'enfant, à cause de son petit volume, se refroidissant très vite.

4° Éviter les causes d'accidents :

Si nous devions toujours porter notre enfant nous-mêmes, nous pourrions agir quelquefois d'une manière différente. Mais étant obligées de le confier à des mains mercenaires et inhabiles, il faut que nous fassions tant et plus pour leur enlever même l'occasion de mal faire. Voilà, pour quelle raison, j'ai toujours proscrit les épingles, même les épingles anglaises des maillots, pour quoi aussi je préconise le porte-feuille ou porte-bébé (1) et mille autres choses que je t'expliquerai au fur et à mesure.

La chemise. — Pour couvrir ce frêle corps à la peau si délicate, il faut des tissus mous et fins. C'est pourquoi on préfère, en général, prendre pour la chemise du 1er âge de la toile ayant déjà servi et étant par cela même, plus douce ; pour ma part, je suis d'avis de mettre la chemise du 1er âge à l'envers de façon à ne pas mâcher les enfants avec les coutures. On prépare trois sortes de petites chemises : celles du

(1) Porte-bébé est le mot employé à Paris. Portefeuille celui employé à Bordeaux, je me servirai indifféremment de l'un et de l'autre.

1ᵉʳ du 2ᵉ et du 3ᵉ âge (1). Je t'envoie les patrons
qui ne diffèrent que par la grandeur. (Feuille de
patron 1).

Les chemises du 1ᵉʳ âge ne servent pas longtemps, je crois que tu en auras assez de quatre,
pour les autres, tu pourras en faire 6 de chaque
espèce.

Pour ma part, voilà comment j'agissais,
j'achetais au Petit-Paris, cours de l'Intendance, à
Bordeaux (2) un spécimen de chaque objet de
la layette, puis je faisais d'après ce modèle les
autres pièces. Si tu le veux, j'en ferai autant
pour toi et avec les patrons que tu as, tu sauras
très bien l'arranger.

Pour *la brassière de flanelle*, il faut rabattre
toutes les coutures au point croisé afin, de ne
pas faire épaisseur. Mêmes observations que
pour les chemises en ce qui concerne les différents âges.

La brassière de piqué, se met par-dessus la

(1) Ces dénominations du 1ᵉʳ âge, 2ᵉ âge, 3ᵉ âge n'ont
aucune valeur scientifique, si je m'en sers, c'est qu'elles
sont en usage dans toutes les maisons de lingerie, et que
pour demander des modèles, c'est la seule manière de procéder.

La chemise du 1ᵉʳ âge va jusqu'à 2 mois environ, celle
du 2ᵉ âge, jusqu'à 15 mois, et celle du 3ᵉ âge jusqu'à
2 ans 1/2.

(2) Si j'indique cette adresse, c'est parce qu'on y trouve
tous les objets de la layette, tels que je les indique.

brassière de flanelle, il faut la faire très simple afin qu'elle puisse se laver et se repasser facilement. Même quantité que pour les chemises. Chemises, brassières de flanelle et brassières de piqué ont le même patron pour le corps, seules les manches diffèrent. Comme tu peux t'en assurer sur la planche des patrons.

Les chaussons. — Voici le haut du corps couvert. Aux petits pieds de l'enfant, je mettais des chaussons de laine, on les trouve partout et ils ne sont pas chers, je ne t'indiquerai donc pas la manière de les confectionner.

Les langes sont des rectangles de toile de 0ᵐ,80 de large sur 0ᵐ,80 de long. Ils peuvent se fabriquer, surtout les premiers avec de la toile ayant déjà servi, il faut en avoir au moins trois douzaines.

Encore n'en aurais-je pas eu assez si je n'avais imaginé un petit stratagème qui m'a très bien réussi.

Prends un vieux drap fin, et dans ce drap taille trois douzaines de carrés à peu près de la grandeur d'un petit mouchoir de dame. Entoure ce carré d'un point de boutonnière très espacé qui relient les fils tout en ne faisant pas aussi épais qu'un ourlet.

Le *petit lange* est mis en premier lieu sous l'enfant et installé de telle manière (je m'expliquerai mieux plus loin) que les excréments restent tout entiers dans le petit lange sans salir les cuisses et les jambes de l'enfant.

Les feutres sont des rectangles en flanelle très épaisse de 0^m,40 de long. sur 0^m,30 de large, on les place entre le lange et le mailleul de laine pour empêcher l'urine de traverser, il faut en avoir 6 ou 8. Ils sont bordés d'un ruban de fil blanc.

Les langes de laine ont les mêmes dimensions que les langes, ils sont faits en grosse flanelle, les deux extrémités sont bordées d'un ruban de fil blanc.

Les ceintures-corselets sont des rectangles de piqué doublés de toile de 0^m.47 de long sur 0^m.19 de large.

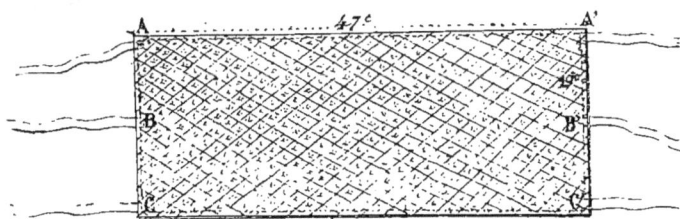

Fig. 1. — Ceinture-corselet.

Je joins le patron aux autres. (Planche 2.) Ces rectangles possèdent aux points AA′, BB′, CC′ des liens en ruban de fil, ils servent à consolider tout le maillot durant les premières semaines sans l'emploi d'une seule épingle et je

3

les ai trouvés très pratiques. On les emploie
beaucoup en Alsace, et c'est une coutume qu'on
ferait bien d'introduire en France, on éviterait
ainsi bien des pleurs aux bébés et bien des
craintes inutiles aux mamans. Une fois bébé
habillé de ses chemises, brassières de flanelle,
brassières de piqué et emmailloté (je t'expliquerai comment on s'y prend plus loin) le prin-
cipal de la toilette est fait, cependant, il y manque
encore quelques ajustements :

Le fichu. — Sur les brassières, on attache un
petit fichu en batiste ou autre tissu léger. Ce
fichu, qui sert à soutenir la tête, est établi pour
empêcher le lait de couler entre la peau et la
chemise, lorsque l'enfant a des régurgitations.
Il suffit alors de remplacer le fichu au lieu de
déshabiller l'enfant tout entier. Par-dessus le
fichu, on met une *bavette* dont je t'envoie le
patron classique, mais elle a un inconvénient, il
faut l'attacher au milieu de la poitrine par une
épingle double. J'en ai vu un autre modèle qui
me semble plus pratique en ce qu'il supprime
cette épingle, il s'attache derrière par un bouton.
Ci-joint le patron de ce qu'on pourrait peut-être
appeler la bavette-corselet pour la distinguer de
son ancienne. Bref, que tu adoptes la bavette,
ou la bavette-corselet, il en faut des masses,
deux douzaines au moins, c'est ce qui se salit le
plus vite dans l'habillement de l'enfant, tandis
que douze fichus suffiront largement.

Coiffure. — Quant à la coiffure, je laisse l'enfant nu-tête pendant le jour et je lui mets un petit bonnet de mousseline la nuit parce qu'il fait plus frais. Cependant si tu désirais mettre à ce bébé un petit bonnet de mousseline le jour, je n'y vois aucun inconvénient, surtout s'il n'a pas du tout de cheveux, mais ne te laisse pas influencer par les gens de tes campagnes qui mettent à leurs enfants des bonnets de laine et par-dessus un fichu sans compter la crasse qu'ils laissent par-dessous.

Je ne te donnerai pas de patrons pour ces petits bonnets, ils sont très difficiles à faire et se vendent si bon marché qu'il est inutile d'y perdre son temps.

Porte-bébé ou portefeuille. — Mon bébé ayant brassières et maillot, fichus et bavette, je l'introduisais dans son portefeuille ou porte-bébé.

Imagine un rectangle de piqué long de 1^m,26 sur 0^m,37 de large arrondi à l'une de ses extrémités, ce rectangle est double dans la partie arrondie et à peu près sur le quart de sa longueur totale (0^m.34). Dans cette partie double, on introduit un petit coussin de crin arrondi également de façon à bien s'emboîter dans la partie double ; sur la première moitié de la longueur restante du rectangle, sont distribués quatre rubans en face les uns des autres deux à deux. Ces rubans peuvent être en fil, en toile, en piqué, en beau ruban de soie, peu importe, pourvu qu'ils

soient assez longs pour former un nœud en s'at-
tachant, ils ont environ 0ᵐ,60. Ci-joint le patron
(planche 2) pour
éclairer mes expli-
cations. On peut
naturellement le
garnir de volants,
de broderie, etc.
(1). Une fois l'en-
fant prêt, on le
pose sur cette
longue bande de
piqué, la tête au
centre du coussin
de crin, on rabat
la partie du rec-
tangle qui dépasse
les pieds de l'en-
fant sur ses pieds.
et on attache les
rubans qui font
tenir le tout : dans

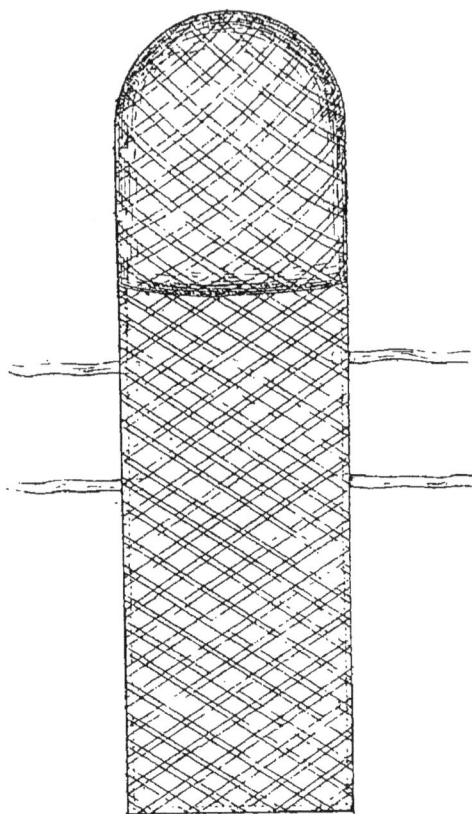

Fig. 2. — Porte-bébé. Porte-feuille.

tous les cas, la partie rabattue ne doit pas cacher les bras.

Réflexions générales. — Ainsi installé, l'enfant peut être confié même à des mains inhabiles

(1) En général on fait deux sortes de porte-bébés, les
uns très élégants pour le jour. les autres très simples
pour la nuit.

sans qu'il ait à redouter d'accident : sa tête repose sur le coussin et son épine dorsale trop
faible encore pour le soutenir est dans une position commode et normale.

Bien des gens trouveront ces soins superflus,
le système anglais habille les enfants dès leur
naissance comme de petits hommes, mais, je te
le répète, quand on doit confier ses enfants à des
mains mercenaires, on ne saurait prendre trop
de précautions.

De plus, la nature n'agit pas par bonds, elle
agit progressivement, pourquoi ne pas l'imiter?
Voici un pauvre petit être qui jusqu'à présent
a baigné dans un liquide destiné à lui éviter
toute secousse, tout choc, et, tout à coup, vous
allez l'exposer à toutes les maladresses ; jusqu'à
présent sa colonne vertébrale n'a eu rien à faire
et vous voulez que de suite elle soutienne tout
l'édifice? C'est non seulement manquer de prudence, c'est manquer d'humanité!

Sans doute. l'on recommande aux nourrices
et aux bonnes de soutenir la tête et les reins de
l'enfant, mais pour une qui le fait, combien
tiennent les enfants en dépit du sens commun ;
et c'est surtout la nuit que ce genre de maillot
présente de sérieux avantages ; souvent la nourrice s'éveille à moitié aux cris de l'enfant, elle
le prend dans son berceau sans sortir de son
lit, et l'enfant risque non seulement d'être mal
soutenu mais encore au moment où elle le re-
place dans la bercelonnette, elle peut heurter sa

tête contre le bord, choc qui est amorti par le petit coussin de crin.

Aussi longtemps que l'enfant est emmailloté de nuit, il est bon de se servir de ces portefeuilles (durant 10 mois environ). Mais le jour, on peut habiller l'enfant dès l'âge de 4 ou 5 semaines. Ceci dépend d'ailleurs de la force de l'enfant et de la température extérieure. Il est alors plus fort, plus apte à réagir contre le froid, et plus capable de se soutenir. En un mot, je considère le portefeuille comme une sorte de transition entre la manière de vivre intra-utérine et la vie à l'air libre.

En été, on fait sortir les enfants dès le huitième jour, s'il fait un peu frais, on peut leur mettre une brassière supplémentaire en tricot et un cache-maillot en piqué à l'intérieur du porte-bébé ; de plus, on leur met un joli petit bonnet et un voile de tulle léger. En hiver, ils ne sortiront guère avant d'avoir pris la deuxième layette. Pour que notre première layette soit entièrement préparée, il nous manque cependant deux objets : Les mouchoirs et les ceintures de flanelle.

Le mouchoir. — Il n'est rien de moins propre et de moins hygiénique que d'essuyer la bouche ou le nez des enfants avec des mouchoirs qui ont servi aux grandes personnes, il peut même y avoir propagations de certaines maladies très sérieuses, c'est pourquoi bébé aura sa douzaine

de petits mouchoirs, on les glisse à côté de lui.
dans le porte-feuille pour les avoir sous la main

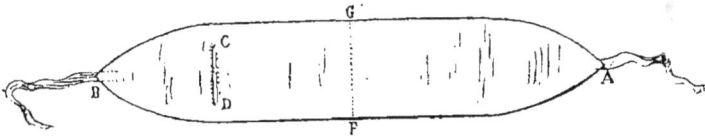

Fig. 3. — Ceinture de flanelle.

Ceinture de flanelle. — La ceinture de flanelle peut être utile soit pour le pansement du
cordon soit pour tenir le ventre au chaud lorsque
l'enfant est indisposé. Elle est très simplement
faite d'une flanelle double suivant le patron que
je t'envoie (planche 2).

On applique le milieu CF de la ceinture sur
le milieu du ventre de l'enfant, les extrémités A
et B sont ramenées vers le dos où elles se
croisent d'autant plus facilement que A passe
par la boutonnière CD et l'on attache les cordons devant.

Trois de ces ceintures sont suffisantes.

Liste de la première layette.

Chemises 1er âge	. . . . . .	4
» 2e »	. . . . . .	6
» 3e »	. . . . . .	6
Brassières de flanelle, 1er âge	. . .	4
» 2e »	. . . .	6
» 3e »	. . . .	6
Brassières de piqué 1er âge	. . .	4
» 2e »	. . . .	6
» 3e »	. . . .	6

Petits langes . . . .   3 douzaines.
Langes   3   »
Feutres   8
Langes de laines   8
Chaussons . . . .   8 paires.
Fichus   12
Bavettes . . . .   18 ou 24
Petits bonnets de nuit 1ᵉʳ âge . . .   6
     »   2ᵉ » . . ,   6
Porte-bébés . . . .   3 pʳ la nuit.
    »   . . . .   3 pʳ le jour.

Sacs de crin blanc, 2 pour s'emboîter dans le porte-bébé.

1 voile.

2 ou 3 brassières de fantaisie.

2 ou 3 mailleuls en piqué.

1 douzaine de mouchoirs. ·

3 petites ceintures de flanelle.

AVANT LA NAISSANCE

L'enfant. — La layette (suite).

Deuxième layette. — Tu veux aussi préparer
la seconde layette avant de t'aliter, ma chère
sœur, et tu as raison. C'est vers la cinquième
ou la sixième semaine qu'on habillera ce petit
bonhomme d'une façon sérieuse, par conséquent,
c'est à peine si tu seras complètement remise et
dans tous les cas tu n'aurais pas eu assez de
temps pour t'occuper de confectionner ce petit
trousseau qui correspond à peu près au 2ᵉ âge.

Brassière-parisienne (Planche 2). — Les chemises et les brassières de flanelle du 2ᵉ âge
vont nous servir. Bébé les ayant mises va mettre
un petit corset ou brassière parisienne. Il est
formé d'une bande de coutil de 0ᵐ,86 de long.
sur 0ᵐ,12 de large, cette bande échancrée sous
les bras se continue en formant comme deux lanières qui se terminent par des rubans.

3*

Ces deux lanières se croisent : A passe par la
large boutonnière C qui se trouve dans le corset
et les liens s'attachent sur le milieu du ventre. A
mesure que l'enfant grandit, il suffit pour élargir
le corset de lâcher les rubans. Jusqu'au moment

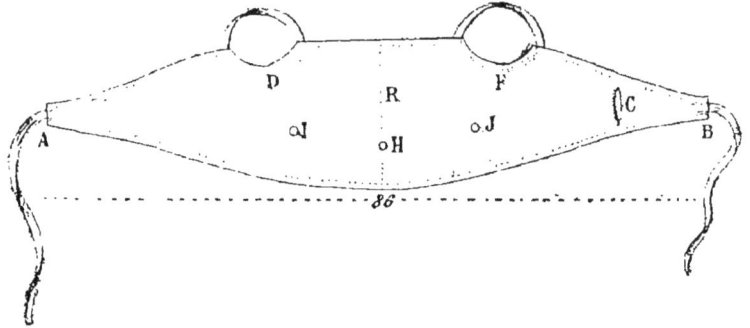

Fig. 4. — Brassière-parisienne.

où les deux bretelles D et F ne seront plus placées
d'une façon convenable, alors, il suffira de faire
un nouveau corset plus large de D en F. Des
boutons H, I, J, permettent d'attacher les pan-
talons ou culottes à ce corset.

Je joins le patron (planche 2) à ma lettre, il
offre cet avantage sur les anciens corsets d'être
mis beaucoup plus vite.

Il faut au moins trois de ces petites brassières
parisiennes.

Le lange nous sert encore mais mis en pointe
dans l'intérieur des culottes.

Ces *culottes* (planche 3) sont en flanelle
ou en piqué, il en faut beaucoup, dix-huit
au moins, parfois même, on ne se contente pas de mettre un lange à l'intérieur, on

place un feutre entre le lange et la culotte.

Des culottes en toile cirée. — Je ne puis que
blâmer l'habitude de mettre des culottes de

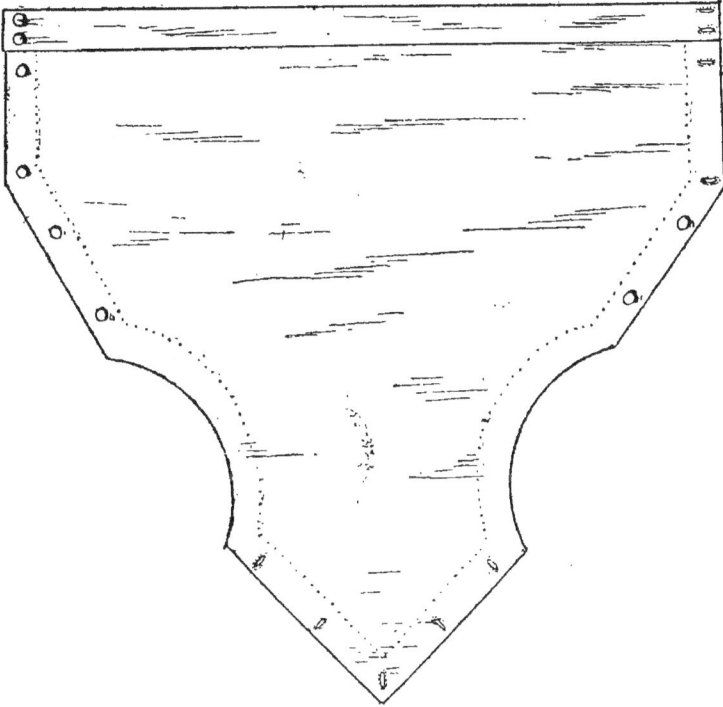

Fig. 5. — Culotte.

toile cirée aux enfants. Elles sentent mauvais,
elles empêchent l'évaporation et donnent trop
chaud. Puis, l'avantage de ce système sur l'emmaillotement est justement d'être facilement
changé, à quoi alors sert la culotte de caoutchouc ? Ne vaut-il pas infiniment mieux mettre
l'enfant au sec lorsqu'on sent qu'il s'est
mouillé ?

Les bas. — Il nous faut aussi des petits bas de laine par dessus lesquels on lui mettra les chaussons (Ceux-mêmes de la 1ʳᵉ layette).

Les jupons. — Puis viennent les jupons : d'abord, on lui met un petit jackson, en flanelle; c'est un petit jupon avec corsage et sans manches (ci-joint le patron). Autour de la ceinture on coud quatre gros boutons, un au milieu du devant, deux sur les côtés, un derrière.

Puis, on fera des jupons de piqué ou de percale qui seront un peu plus longs que la jupe du jackson. On les monte sur une ceinture exactement aussi large que celle du jackson. Cette ceinture est munie de cinq boutonnières, une au milieu du devant, deux sur les côtés, deux derrière de chaque côté de la fente.

Suivant la température, on boutonne sur le jackson un jupon de piqué ou un jupon de percale, on peut même faire ce travail avant d'habiller l'enfant, il suffit de ne pas accrocher une des boutonnières de derrière, on la ferme lorsque le jackson est mis. — Maintenant, le petit fichu pour soutenir la tête, puis la robe.

Etoffes à employer. — En règle générale, on doit choisir pour habiller les enfants des tissus qui se lavent facilement. Nous sommes bien mieux partagées sous ce rapport que ne l'étaient nos devancières, on fait maintenant toutes sortes de tissus épais qui se lavent à merveille. Pour

l'hiver, je te conseille les piqués soit blancs, soit
fleuris ; il y en a de très jolis à dessins mauves,
bleu-pâle, roses. Pour l'été, les percales et
les batistes. C'est pimpant et frais dès que c'est
propre, c'est élégant sans revenir cher. Tandis
que les robes de lainage blanc jaunissent si on
les lave simplement, ou reviennent fort cher si on
les donne au détacheur.

Les robes. — Je t'envoie deux patrons (planche 3)
de robes taillés dans des étoffes de 0^m,80 de
large, largeur qu'ont les piqués, percales, batistes. Le premier me semble le plus pratique, il
se compose simplement d'un empiècement, des
manches et d'une longue jupe montée directement sur cet empiècement.

Le second est formé d'un petit corsage, c'est
le patron de la doublure que je te donne là, le
dessus devra être taillé plus large afin de froncer
le corsage ou de le plisser selon ton bon plaisir.

T'expliquer tout l'agencement de cette robe
serait long et inutile, avec le patron et un modèle
tu sauras très bien te tirer d'affaire : n'oublie pas
la poche pour le mouchoir.

Le manteau et le chapeau. — Maintenant met-
tons à Bébé sa bavette, une pèlerine s'il doit sortir, pèlerine plus ou moins épaisse suivant la
température, et une jolie petite capeline. Tant
que les enfants sont petits, je trouve le chapeau
raide et empesé très incommode pour eux, S'ils

s'endorment durant la promenade, on ne sait
comment les porter, et comment soutenir leur
tête, une petite capeline très souple aussi élé-
gante qu'on le voudra *qui couvre bien les fontanelles* fera bien mieux l'affaire durant les premiers
mois.

Tous les patrons de robes, jupons, jackson
que je t'envoie, ma chère Sophy, sont ce qu'on
appelle demi-longs, ils sont plus commodes pour
porter les enfants. En hiver, on peut leur mettre
par dessus une longue pèlerine.

Bien entendu, si l'on part avec un enfant ainsi
vêtu et qu'on doive rester dehors assez longtemps,
il faut emporter deux culottes et deux ou trois
langes afin de le changer si le besoin s'en fait
sentir.

La coquetterie maternelle. — Je conclus en
répétant encore une fois que la mode doit être
sacrifiée à l'hygiène et à la propreté : que l'enfant doit être vêtu d'une façon simple qui n'en-
trave pas la circulation et qui permette de laver
souvent ses vêtements ; mais pour cela, la coquetterie ne perd pas ses droits. Il n'est pas défendu
à une jeune mère de parer son enfant, d'en faire
un petit être agréable à regarder. Un petit nœud
de nuance gaie par ci, par là, ne gâte rien, on
pourrait même attribuer à l'enfant une nuance,
une fois pour toutes. Autrefois, on vouait les
enfants au bleu, qui nous empêche de leur attribuer la nuance rose ou la nuance mauve, cela

offrira toutes sortes d'avantages. Je m'arrête, car la coquetterie maternelle n'a pas besoin de beaucoup d'indications, toutes les fois qu'elle n'est pas nuisible, elle peut avec avantage accompagner l'hygiène.

Liste de la deuxième Layette (1)

    3 brassières parisiennes.
    18 culottes.
    18 paires de bas de laine.
    6 jacksons.
    6 jupons de piqué.
    6   »   de percale.
    3 robes de piqué.
    2   »   de percale.
    2   »   de batiste.
    2   »   pèlerines.
    2 Capelines.

(1) Les mamans désireuses de se procurer l'ensemble des patrons découpés de la 1re et de la 2e layette n'auront qu'à s'adresser à l'éditeur qui les leur fera parvenir.

AVANT LA NAISSANCE

L'enfant. — La bercelonnette.

Maintenant que nous nous sommes occupées d'une façon sérieuse de la toilette de Monsieur ou de Mademoiselle Bébé, le moment ne serait-il pas venu de s'occuper de sa couchette? C'est là aussi un point important, ma chère Sophy, il faut que tout soit bien préparé avant l'arrivée de ce petit personnage.

La bercelonnette. — Il faut une petite bercelonnette en fer peint en blanc, seulement il faut demander au marchand de river le clou qui permet de la faire osciller ; il est mauvais de bercer les enfants ; pour nous enlever cette envie à nous ou aux autres, rendons la chose impraticable. Le cercle de fer qui entoure la bercelonnette doit être enveloppé d'un épais bourrelet de flanelle, on ne saurait prendre trop de précautions. Prends maintenant les dimensions de l'ovale moyen de la bercelonnette, c'est-à-dire pris à moitié hauteur de l'intérieur du filet. Puis, taille dans de la toile deux ovales ayant ces dimensions, en les cousant l'un contre l'autre la paillasse est faite, il suffit maintenant de la remplir de bonne paille d'avoine.

Paillasses. — Quatre paillasses sont nécessaires. Celle qui est destinée à occuper le fond de la bercelonnette doit être beaucoup plus épaisse que les autres.

Rideaux. — Fais maintenant des rideaux de mousseline blanche qui tomberont autour du berceau. sous ces premiers rideaux, tu en mettras d'autres de dimensions semblables. mais en satinette, puis, autour de la bercelonnette, un volant de mousseline sous lequel se trouve un premier volant de satinette destiné à faire transparent. Les rideaux nous seront utiles pour régler la lumière, pour éviter dans les premiers jours que l'air n'arrive directement sur l'enfant, le volant est superflu, mais il rend le berceau plus élégant, et comme il n'offre pas d'inconvénient, on peut bien se permettre d'embellir un peu le petit nid.

Façon de préparer la couchette. — Pour faire le lit ; on pose la grosse paillasse, dans le fond de la bercelonnette, au-dessus une paillasse plus petite, puis un grand feutre ayant les mêmes di-

mensions par dessus le petit drap ou à son défaut
un lange, puis bébé, et pour le couvrir un drap,
une couverture de laine et un léger édredon de
fin duvet.

Il n'est pas besoin d'oreiller, bébé en a un dans
son porte-bébé et cela suffit. Il ne faut pas coucher les enfants en élevant trop leur tête.

Le Moïse. — En plus de cette grande bercelonnette qui a sa place à côté du lit de la mère ou
de la nourrice, il est bon d'avoir un moïse (1);
non le moïse que l'on vend avec les layettes, mais
un moïse plus grand tel que l'emploient les gens
de la campagne, son ovale est égal à celui de la
bercelonnette ordinaire, et cela nous permet de
nous servir des mêmes paillasses. Quand bébé a
deux mois, qu'il est levé, qu'on a fait sa toilette,
va-t-on le remettre dans sa bercelonnette ? non,
il faut qu'elle s'aère; paillasses, duvet, couvertures, rideaux même, tout est exposé à l'air et y
restera jusqu'au sommeil de midi. Faut-il donc
tenir bébé sur les bras, pas davantage, il est bien
propre, il a bien tété, on le met dans son moïse

(1). On appelle *Moïse* dans l'Ouest de la France, un
petit berceau en osier, sans pieds, ressemblant beaucoup à
un panier ovale. C'est sans doute une réminiscence biblique
qui est l'origine de cette appellation ; on sait, en effet, que
Moïse tout petit fut exposé sur les eaux du Nil dans un
panier d'osier, toujours est-il que ce nom étant commode,
je m'en servirai quoiqu'il ne se trouve pas dans le dic-
tionnaire de Littré.

et maman emporte son moïse avec elle dans la salle à manger, dans le jardin, au petit salon, là où il lui plaira de passer sa matinée. Elle le pose sur une table près d'elle et, suivant les dispositions du moment, bébé se rendormira ou bavardera. Sa maman, l'esprit et les mains libres, pourra faire ce qui lui plaira, bébé est bien soigné.

Hygiène de la couchette. — Tu ne peux t'imaginer, ma chère Sophy, combien je gagnais de temps en employant ce système, de plus, ces paillasses bien aérées, bien séchées, cette bercelonnette occupée seulement la nuit, tout cela me semble l'idéal de l'hygiène pour un enfant. J'ai souvent attribué la bonne santé et la belle mine de mes enfants à ces soins-là. Voilà pourquoi il faut plusieurs paillasses; dans le moïse, on n'en met qu'une, mais, lorsqu'on donne à têter, si l'on s'aperçoit que la paillasse est mouillée, on ne se contente pas de changer bébé, on change aussi de paillasse, et voilà une nouvelle provision d'air pur dont notre petit homme fera son profit. De temps à autre, il faut changer la paille d'avoine, d'ailleurs, elle ne coûte pas cher et fait un lit excellent.

Je te disais de mettre un petit drap sur les paillasses, si tu n'en veux pas faire, contente-toi de prendre un lange, il faut sacrifier le luxe à la propreté, j'aimerais mieux avoir douze langes que six draps.

Liste de literie

Une bercelonnette.
Un rideau de mousseline.
Un rideau de satinette.
1 grosse paillasse.
3 petites paillasses.
1 petit édredon.
1 couverture de laine.
3 grands feutres.
Un Moïse.
1 couverture de laine.
1 petit couvre-pieds.

AVANT LA NAISSANCE

Derniers préparatifs.

Le cabinet de toilette. — Ma chère Sophy, nous voilà à un mois du grand événement : la layette est prête, la bercelonnette attend son hôte, il me reste à te donner des indications sur les préparatifs que tu dois faire ; et quelques conseils pour le grand moment: Il faut que tu installes un cabinet de toilette ou une chambre voisine de la tienne pour servir, en quelque sorte, de laboratoire. Je ne trouve rien de plus pratique, quelle que soit la maladie comme d'avoir une sorte d'officine dans laquelle on trouve tout ce qui peut être nécessaire au malade sans encombrer ni salir sa chambre.

Substances pharmaceutiques. — Prépare donc d'abord comme substances pharmaceutiques une dizaine de petits paquets ainsi composés :

Sublimé corrosif.	0,25 centigrammes
Acide tartrique.	1 gramme
Solution alcolisée de carmin d'indigo	
à 5 o/o.	1 goutte

Pour un paquet.

A faire dissoudre dans un litre d'eau tiède ayant bouilli.

Cette solution antiseptique servira pour les injections, je ne dis pas que ce soit la solution idéale (1), mais c'est la seule que les sages-femmes aient le droit de prescrire.

1 litre de liqueur de Van Swieten, 1 litre d'eau phéniquée à 25/000, 1 litre d'eau boriquée à 40/1000. — Colle sur les bouteilles des étiquettes bien apparentes et bien lisibles;

1 pot de vaseline boriquée pour les soins à donner au cordon, du coton hydrophile, du sirop d'éther, de la poudre de talc avec un pompon.

Il ne faut pas supporter que la sage-femme administre du seigle ergoté à l'accouchée, ce remède ne doit être prescrit et ordonné que par un médecin, car l'emploi du seigle ergoté a parfois donné lieu à des accidents mortels.

Ustensiles. — Comme ustensiles : une petite seringue munie d'une canule en caoutchouc et fonctionnant bien, pour le bébé. Un irrigateur pour les lavements à administrer à la mère, un laveur–fontaine en fer émaillé ou en verre pour

(1) Elle contient trop d'acide tartrique, surtout s'il y a des déchirures du périnée.

les injections. Il est prudent d'avoir deux appareils différents pour les lavements et pour les
injections : les lavements sont en général gras, et
par conséquent le récipient qui les a contenus est
difficile à nettoyer ; quant aux injections elles
sont presque toujours données avec un liquide
antiseptique, il peut arriver qu'on oublie, en pré-
parant le lavement, de vider le tube en caoutchouc,
celui-ci contient encore une partie du liquide
antiseptique qui, introduit dans l'intestin de l'accouchée, peut y causer des désordres graves. —
Une bonne lampe à alcool, un bassin plat pour
les garde-robes de façon à n'avoir pas à remuer
l'accouchée, un bassin recouvert pour donner les
injections sans mouiller le lit, des épingles
doubles, une paire de ciseaux que l'on fera tremper
dans une solution antiseptique au moment de
l'accouchement, de préférence dans de l'eau phéniquée à 25 /1000 qui ne détériore pas le tran-
chant des lames, du fil fort ou de préférence de la
soie trempant dans une solution antiseptique, de
la flanelle, une *téterelle* biaspiratrice, d'Auvard

Téterelle Auvard. — Cette téterelle est destinée à aider les mères qui ont le sein ombiliqué,
elle sert aussi lorsqu'il se déclare des gerçures ou
des crevasses, à la surface du sein ; on peut s'en
servir aussi, durant la grossesse pour former le
mamelon. Elle se compose d'une cupule en verre
A .qui coiffe le sein, à cette cupule aboutissent deux
tubulures munies de deux tubes de caoutchouc.

Au moyen du tube B, la mère fait le vide dans la téterelle, car la tubulure C est fermée par une soupape, le lait afflue dans la cupule et il suffit de quelques mouvements de succion pour que l'enfant l'aspire.

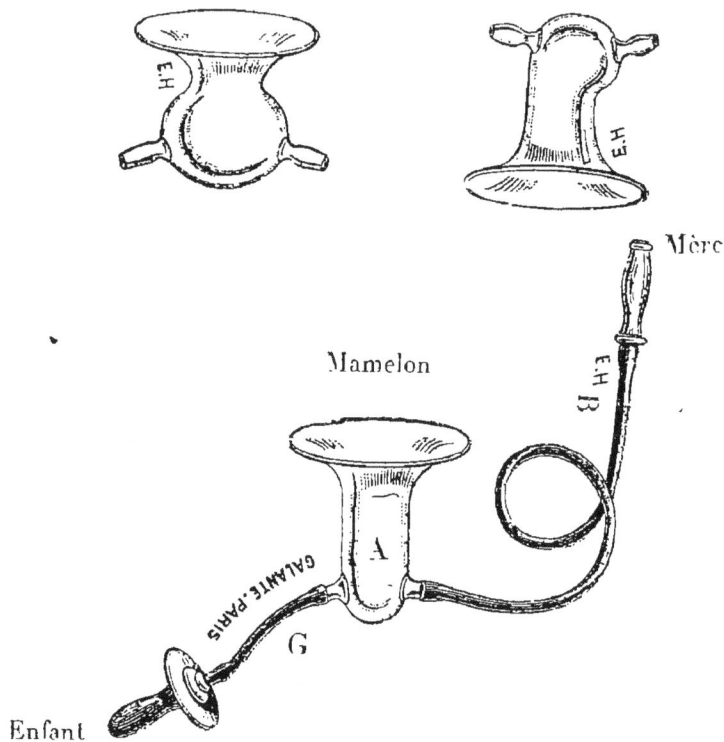

Fig. 6-8-8. — Téterelles.

Des compresses carrées de $0^m,15$, sur $0^m,15$, avec une entaille de $0^m,07$ environ pour faire passer le cordon, elles sont destinées au pansement du cordon, elles peuvent se faire avec de vieux mouchoirs fins ; puis des bandes de toile fine de 1 mètre de longueur environ terminées par un cordon double et plat qui permette de les attacher ; quelques personnes préfèrent des ceintures de flanelle. Mais

toutes les compresses ainsi que les bandes doivent
être aseptisées au salol, on peut même les
acheter toutes préparées. Il faut une dizaine de
compresses et quatre ou cinq bandes. Un peignoir
de toile pour la sage-femme, une brosse en chiendent, du savon, des brocs, des cuvettes, de
l'eau, etc.

La chambre à coucher. — La chambre à coucher doit être vaste et dans de bonnes conditions d'hygiène, elle doit être munie d'une
cheminée qui permette de la chauffer et d'un
thermomètre pour se rendre compte de la température de l'appartement et de celle des bains
que l'on donnera au bébé. Ces questions de
chauffage ont une grande importance, surtout en hiver. Il faut aussi que la chambre
puisse s'aérer d'une façon suffisante, soit par
les chambres voisines, soit directement. Seulement, je crains que dans votre pays où les
vents règnent en maîtres, l'aération directe ne
soit un peu difficile, pourquoi n'installerais-tu
pas une des vitres de tes croisées comme le préconise le Dr Castaing? On monte sur un même
châssis deux vitres parallèles distantes l'une de
l'autre de 8 à 10 millimètres environ, avec
cette particularité que la vitre extérieure est
coupée trop courte de façon à ménager un es-
pace de 0^m,4 environ entre son bord inférieur et
la partie inférieure de la feuillure; la vitre in-
térieure est au contraire coupée dans sa partie

supérieure d'une hauteur de 0^m,4 environ. Ce
dispositif est employé avec succès dans les hô-
pitaux et, pour ma part, je le verrais appliquer avec plaisir dans les chambres à coucher,
salle à manger, nursery.

Le lit. — Passons au lit maintenant : si cela
est possible, mets le lit au milieu de la chambre
de façon que l'on puisse y arriver facilement de
trois côtés.

Pour l'accouchement, le lit se prépare comme
à l'ordinaire ; sommier, matelas, draps, etc.,
mais entre le matelas et le drap, on a l'habitude
de placer une toile cirée afin de préserver la li-
terie durant l'accouchement ; je trouve préférable de recouvrir le drap de deux ou trois alèzes
(toiles pliées en double), de façon à pouvoir les retirer les couches terminées ; puis au-dessus de ces
quelques draps se place le sac de son dont je te
parlais tout à l'heure, l'accouchée se couche sur
le sac qui par sa nature même absorbe tout.
Mais, que tu préfères la toile cirée ou l'autre
système, dans tous les cas, laisse-moi te répéter
que l'accouchement doit se faire sur le lit et non
sur un fauteuil comme te l'a dit ta sage-femme.
Prépare une grande quantité de draps, tu ne
saurais trop en avoir ; une ou deux matinées de
flanelle pour les mettre par-dessus ta chemise
de nuit durant la convalescence, car il faut bien
faire attention à ne pas se refroidir à ce moment-là.

A côté du lit est la place du berceau, préparé

comme je te l'ai déjà indiqué ; sur les couvertures, on place une corbeille renfermant tout ce
qu'il faut pour la première toilette du bébé et
un fichu de laine qui servira à l'envelopper lorsqu'on le sortira de sa couchette.

Ce que doit renfermer le cabinet de toilette avant l'accouchement.

Substances pharmaceutiques

10 paquets pour faire des injections selon la formule indiquée.
Poudre de talc avec un pompon.
1 litre de liqueur de Van Swieten.
1 litre d'eau boriquée à 50 / 1000.
1 pot de vaseline boriquée.
Du coton hydrophile, du sirop d'éther.
1 litre d'eau phéniquée à 25 000.

Ustensiles

1 lampe à alcool.
1 petite seringue avec canule en caoutchouc.
1 irrigateur.
Des épingles doubles.
Une téterelle bi-aspiratrice d'Auvard.
Un laveur fontaine.
Un bassin plat pour les garde-robes.
Un bassin couvert pour les injections
Une petite baignoire.
Une paire de ciseaux.
Du fil fort ou de la soie.
De la flanelle.
De petites compresses ⎫ aseptisées pour
Des bandes de toile ⎰ panser le cordon.
1 grand sac plein de son.
1 peignoir pour la sage-femme.
1 petite brosse en chiendent.
Savon, cuvette, brocs, eau, etc.

DIXIÈME LETTRE

L'ACCOUCHEMENT

Soins préliminaires. — Lorsque tu sentiras les premières douleurs, fais appeler la sage-femme, ne crains pas de la déranger, il vaut mieux l'appeler inutilement que l'appeler trop tard, mais dès que tu perdras les eaux, ton lit étant installé comme je te l'ai dit, étends-toi et attends (1). La sage-femme donne habituellement un petit lavement afin de dégager l'intestin, et une injection pour aseptiser le vagin et la vulve, et une fois que les eaux sont venues, elle ne doit plus sous aucun prétexte quitter sa cliente. J'ai eu à me plaindre d'une sage-femme qui m'a quittée en plein accouchement sous un prétexte quelconque me laissant seule et sans guide.

Mais, tout en exigeant la présence de la sage-

(1) A ce moment il est bon de faire natter les cheveux de l'accouchée en tresses serrées, pour éviter de trop les mêler.

femme, il ne faut absolument pas lui demander
d'aider à l'accouchement par des interventions ré-
pétées.

La sage-femme ne doit faire d'exploration que
pour bien établir les conditions dans lesquelles
l'enfant se présente, trop répétés, ces examens
peuvent rendre septique, le milieu qu'on avait si
soigneusement aseptisé. La malade éprouve le
besoin de pousser, elle n'a qu'à obéir à la nature, mais lorsqu'arrivent les grandes douleurs,
pas d'impatience, pas d'effort trop brusque, car
il pourrait en résulter la déchirure du périné et
la jeune femme regretterait amèrement cette
courte minute d'impatience (1). C'est là que la
présence d'une sage-femme sérieuse et expéri-
mentée est nécessaire, elle doit, par de douces
paroles, calmer l'accouchée et elle doit surveiller
très attentivement le périnée.

A quoi bon te raconter les phases différentes
de l'accouchement? il faut se soumettre et les
traverser toutes, mon rôle se borne simplement
à t'indiquer les fautes à éviter et les précautions
à prendre.

Emploi du chloroforme. — Il est des femmes
qui se font chloroformer, sans doute, elles ne
souffrent pas, mais n'y a-t-il pas comme une
sorte de lâcheté à reculer ainsi devant la souf-

(1) La déchirure du périnée peut entraîner celle du
sphincter de l'anus, et la femme reste infirme toute sa vie :
elle ne peut plus commander à la défécation.

france ? Il vaut mieux passer courageusement
ce mauvais moment, la récompense est au bout.
D'ailleurs, il peut y avoir des inconvénients graves
dans l'emploi du chloroforme, on peut quelquefois provoquer des syncopes mortelles, le médecin seul doit donc juger de l'opportunité de
ce traitement.

L'accouchée. — L'accouchée doit être considérée comme une blessée et les soins qu'on lui
donnera consisteront surtout dans une antisepsie
rigoureuse. Les fièvres puerpérales ne devraient
plus exister depuis qu'on connaît l'antisepsie et
l'asepsie. Et l'on peut toujours dire que l'antisepsie a été mal faite lorsqu'une femme prend
une fièvre puerpérale.

Soins généraux. — Dès que l'accouchement
est terminé, on lave les parties génitales exté-
rieures de la femme, on lui donne de plus une
injection chaude d'un liquide antiseptique ; enfin,
on se rend compte si elle peut uriner.

Urination ou mixion. — Il arrive souvent
après l'accouchement que la femme ne peut pas
uriner ; c'est un petit accident qui provient simplement de la compression du canal de l'urèthre
par l'enfant au moment de la naissance. Il faut
y porter remède sous peine d'accident, pour
cela, on évacue la vessie au moyen d'une sonde
aseptisée, cette petite opération n'offre aucun
danger.

Tous ces soins donnés, on met sous la malade
un drap chaud plié en quatre et un tampon de
coton hydrophile pour absorber les lochies, on le
maintient par une serviette propre passée sous le
siège et ramenée sur le ventre, c'est plus commode et plus hygiénique que la serviette simple,
puis on mettra sur son ventre, une couche
d'ouate, par dessus une bande de toile qui entou-
rera le corps de la malade en le serrant de façon
à ramener peu à peu l'abdomen à ses dimensions
primitives, en maintenant la matrice dans une
immobilité relative. C'est le seul procédé que l'on
emploie ici, mais je vois beaucoup de jeunes
femmes qui paraissent aussi grosses après leurs
couches qu'auparavant.

Notre excellent docteur m'a conseillé un système que je te recommande, ayant vu, par expérience, combien il est bon : pardessus cette
ceinture de toile, je posais un drap plié comme
ils le sont habituellement dans les armoires ; au
bout de deux jours, j'en mettais deux et je suis
même arrivée à en supporter trois. La compression du ventre par ces draps est infiniment
préférable à celle que l'on cherche à obtenir avec
un bandage de corps ou une serviette, quelque
bien fait que soit cet appareil, il comprime irré-
gulièrement et se déplace avec facilité. Une compression méthodique et générale favorise le retour de la matrice à l'état primitif, ainsi que
celui de ses annexes et de tous les tissus qui ont
été distendus à l'excès. En dehors du sentiment

naturel qui fait que chaque femme est heureuse
d'échapper le plus possible aux déformations
causées par la maternité, ce retour à l'état normal prouve que tous les tissus et tous les organes
ont reconquis leur volume primitif. Mais ce
système doit se combiner avec le maintien de
l'accouchée dans une position horizontale absolue, la tête à peine relevée, et elle ne doit pas
s'en départir durant une quinzaine de jours au
moins.

Je sais bien que beaucoup de médecins riront
de ce procédé et qu'il en est même qui le con-
damneront absolument. Cependant, un de nos
premiers professeurs de gynécologie de Bordeaux
me disait à ce propos : il est plus que probable
que l'action des draps sur les tissus est nulle ;
pour moi, les femmes qui doivent être déformées
le seront, celles qui, au contraire, doivent échapper à cette déchéance physique y échapperont
quand bien même on ne leur aurait mis ni ceinture ni drap sur le ventre. Mais nous ne savons
pas tout, et puisque cette pratique ne peut être
nuisible lorsque la femme est dans des conditions
normales de santé, je ne vois pas pourquoi on ne
l'emploierait pas, surtout si on espère en retirer
un résultat satisfaisant.

J'ai encore consulté sur ce fait M. A. Wolff,
professeur à la Faculté de Strasbourg, voilà sa
réponse :

« On a complètement supprimé les draps en
plusieurs doubles que l'on mettait autrefois, on

se contente de mettre un bandage de corps serré.
qui permet à la femme de bouger légèrement
sans risquer de perdre son drap.

« Lorsque l'involution utérine se fait mal et
surtout dans les premiers jours, lorsqu'il y a
danger d'hémorrhagie par atonie de la matrice,
le bandage doit être plus serré et garni de manière à exercer une pression plus intense sur
l'abdomen, on se sert alors d'un drap ou de plusieurs doubles de ouate que l'on fixe au moyen
du bandage de corps ».

J'ai dit plus haut en quoi la compression par
les draps est supérieure à celle qu'exerce le bandage de corps ; en second lieu, puisque cette
compression est nécessaire en cas d'atonie de la
matrice, pourquoi ne pas généraliser et l'employer dans tous les cas, les résultats obtenus
étant bons ?

Pour ce qui me concerne, la sage-femme qui
ignorait cette pratique, riait en voyant l'éminence
que mon ventre formait sous les draps. Mais,
lorsqu'elle vit plus tard le résultat auquel j'étais
arrivée par ce système, elle ne rit plus et me
promit même de l'indiquer à toutes ses accouchées.

La mère, une fois soignée, un sommeil réparateur vient généralement clore ses paupières et
on s'occupe pas de l'enfant ; mais, comme nous ne
sommes pas au grand moment, je finirai d'abord
de te parler de toi, après seulement nous nous
occuperons de M. ou de Mlle Bébé.

APRÈS LA NAISSANCE

La mère.

Comment éviter la fièvre puerpérale. — Je te disais que je voulais te parler des soins que réclame l'accouchée, ils ne sont pas très compliqués, mais ils demandent à être donnés très exactement. Je te connais et je sais que tu t'oublies facilement pour les autres, mais dans le cas présent, il faut que tu passes en première ligne, il y va de ta vie et par contre-coup de la vie de ton enfant. L'utérus après l'accouchement est une plaie et comme telle une porte ouverte à la mort; en pratiquant l'antisepsie d'une façon rigoureuse, il n'y a rien à craindre, la température de l'accouchée ne dépassera jamais 37°, en négligeant certaines mesures de précaution et de propreté, tu pourras non seulement avoir une fièvre puerpérale, mais être la cause d'autres fièvres semblables car le streptoccocus pyogenès (germe de la

fièvre puerpérale (1) est transporté au loin par
la sage-femme, par ses mains, ses habits et peut
contaminer d'autres accouchées.

C'est pourquoi il serait prudent d'avoir dans
ton cabinet de toilette une blouse ou un peignoir
en toile, que la sage-femme revêtirait en arrivant.
De plus, avant qu'elle ne te touche exige absolument qu'elle se soit lavé les mains, brossé les
ongles et qu'elle les ait aseptisées en les trempant
dans une solution au sublimé. Elle devra prendre
les mêmes précautions lorsqu'elle t'aura soignée
avant de toucher l'enfant. C'est souvent par la
faute de la sage-femme et par les éponges que
l'enfant est atteint de la terrible ophtalmie purulente.

Les injections. — La fontaine et tout ce qui
sert aux injections données à l'accouchée doit
être lavé à l'eau bouillante toutes les fois qu'on
doit s'en servir, la canule doit être en verre et
doit plonger habituellement dans un petit récipient contenant de la liqueur de Van Swieten.
Dès qu'on a fini d'employer la fontaine, il faut
l'envelopper soigneusement dans un linge propre
et la mettre dans une armoire. Il vaudrait mieux
ne pas donner d'injections que de donner des injections de poussière comme le font beaucoup de
gens.

Les organes génitaux de l'accouchée doivent

(1 J'emploie le terme de fièvre puerpérale, quoiqu'il
ait vieilli parce qu'il est compris de tout le monde.

être lavés avec une solution antiseptique une ou deux fois par jour, on doit en même temps administrer une injection chaude ; toutes les fois que le coton hydrophile est taché, il faut le remplacer. Si les lochies qui s'écoulent après l'accouchement prenaient une couleur de café, avec une odeur spéciale et si, en même temps, il y avait élévation de température, il faudrait de suite appeler le médecin. Mais pour tous les lavages, bannis les éponges ces nids à microbes. un tampon de coton hydrophile brûlé après chaque séance, voilà ce qu'il nous faut.

L'asepsie remplaçant l'antisepsie. — Dans les maternités, on commence de plus en plus à remplacer l'antisepsie par l'asepsie, je crois que dans la médecine privée cela sera *encore* plus difficile à obtenir.

Intoxication par les antiseptiques. — Ce qui a fait renoncer aux substances microbicides, en partie du moins, c'est qu'elles sont presque toutes des poisons et que les intoxications par le bichlorure de mercure (sublimé) ne sont pas rares surtout lorsque la malade a perdu beaucoup de sang durant les couches. Le corps se trouve alors dans un état hygrométrique tel, que par endosmose, il s'empare d'une grande quantité du liquide injecté. De plus, les symptômes de l'intoxication par le sublimé ressemblent beaucoup aux prodrômes de la fièvre puerpérale : La

malade a des maux de tête, du malaise, de la sa-
livation, de la diarrhée compliquée des selles san-
guinolentes, de la diminution dans la quantité
des urines, elle a des coliques. Seulement ce qui
peut éclairer la sage-femme, c'est que tout em-
poisonnement par le sublimé commence par
l'inflammation des gencives, ce qu'on appelle la
stomatite mercurielle, symptôme qui ne se trouve
pas dans la fièvre puerpérale.

On combat ces accidents par la suppression
des injections au sublimé, par une potion à
l'opium et le chlorate de potasse. Si on a des
craintes sérieuses pour une fièvre puerpérale, on
peut remplacer les injections au bichlorure de
mercure par des injections à l'acide phénique
sinon, l'eau bouillie boriquée suffira. (Il faudra
chercher un médecin en présence de ces accidents).

Il sera donc prudent, si l'accouchée a eu une
hémorragie importante de ne pas employer du
tout le sublimé et de se contenter dès le commencement de simples injections à l'eau bouillie boriquée. La même observation est à faire lorsque
les reins ne fonctionnent pas bien et en particulier dans l'albuminurie. Mais quelque soit l'antiseptique adopté il faut administrer à l'accouchée
au moins deux injections par jour.

Régime de l'accouchée. — L'accouchée. surtout lorsqu'elle doit être nourrice, n'a pas besoin
de jeûner. Je me souviens que pour mon premier

bébé, on ne voulait absolument rien me donn
à manger, pas plus qu'on ne voulait me pe
mettre de le faire téter ; nous étions là tous de
plus ou moins affamés ; et réduits sans raise
à une diète sévère. Il est évident qu'il ne faut p
de suite manger avec excès, mais un peu c
lait. un œuf à la coque, le deuxième ou le tro
sième jour un peu de bouillon et une petite cc
telette sont des aliments légers qui sont néces
saires pour permettre à la femme de remplac
les pertes qu'elle a faites et pour lui aider
supporter les fatigues de l'allaitement.

Si, au bout de deux jours, l'accouchée n'a pa
eu de selles, il faut lui donner un lavement.

Mais dans aucun cas, il ne faut quitter la pos
tion horizontale durant les premiers jours. T
m'entends, Sophy, *dans aucun cas.* Il faut per
mettre à l'utérus de reprendre sa place naturell
tout en se réduisant à ses dimensions normales
que de jeunes femmes qui, pour avoir désobéi
cette prescription, ont eu des métrites qui les or
pendant de nombreux mois clouées sur leu
chaise longue.

Pour les lavages, les injections, les selles, le
tétées, il faudra s'installer de manière à ne pa
déranger la malade de cette position horizontale
Ce n'est qu'au bout de cinq ou six jours qu'ell
pourra se coucher tantôt sur le côté droit, tantô
sur le côté gauche ; au bout de dix à douze jours
elle pourra s'asseoir durant quelques instant
sur son lit : puis, au bout de quinze jours, on

la mettra sur sa chaise longue d'abord deux
ou trois heures, puis toute l'après-midi. La première fois que la jeune femme se lève, il faut
lui appliquer un bandage de corps. Enfin, tu
pourras faire quelques pas dans ta chambre,
puis dans la maison, et on te permettra ta première promenade.

Oui, c'est long, mais ce n'est qu'en agissant
avec cette lenteur et cette prudence que tu pourras
au bout d'un mois te regarder comme rétablie.
Et encore ne pourras-tu pas te permettre de bien
longues promenades, ni trop te fatiguer. Même
à ce moment-là, il faudra que tu prennes certaines mesures de précaution. Ainsi, lorsque tu
t'assoieras soit pour coudre, soit pour lire, je te
recommande de t'arranger de manière à allonger
les jambes ; s'il n'y a pas de chaise longue dans
l'appartement où tu te trouves, fabriques-en une
avec un siège quelconque que tu mettras devant
ta chaise, tu verras comme tu te reposeras mieux.

En général, puisque tous les médecins disent
que la station assise est la plus mauvaise pour
les femmes, pourquoi, lorsque rien ne les en empêche, ne prennent-elles pas l'habitude de s'allonger ? Puis, quand tu sortiras, il faudra mettre une
ceinture, cette ceinture faite par un bandagiste,
d'après les mesures qu'il aura prises ou qu'on lui
aura données une quinzaine de jours après l'accouchement, non seulement te soutiendra mais
encore te tiendra chaud. Les précautions que je
t'indique te sembleront peut-être exagérées, mais,

songe, ma chère Sophy, que la femme vient de
créer un être et il lui faut après cet effort énorme,
un repos complet au point de vue physique, moral et intellectuel !

Dans les premiers jours qui suivent l'accouchement, bannis les visites, ne lis rien de sérieux
ne raisonne pas, ne travaille pas, vis d'une vie
purement végétative si tu veux te rétablir rapidement.

Corset de nourrice. — Les personnes qui sont
habituées au corset ne peuvent plus s'en passer
sans éprouver une impression de froid et une fatigue le long de la colonne vertébrale. Reprends
donc, à ce moment, un vieux corset, mais comme
il ne serait pas commode du tout pour les tétées,
fais fendre les goussets : lorsque tu voudras donner le sein à l'enfant, il suffira de défaire la boutonnière qui joint les deux parties du gousset.
Ceci a encore un avantage, celui de soutenir les
seins gorgés de lait ; sous le poids de ce lait, les
fibres musculaires pourraient s'allonger outre
mesure et le résultat serait de déformer les seins.
Pour tenir chaud et pour empêcher que le lait
ne tache la chemise et les vêtements, interpose
entre la peau et la chemise un de ces petits boucliers ouatés dont je t'ai déjà parlé (page 30).

APRÈS LA NAISSANCE

La nourrice.

Les jeunes mères se divisent en deux caté-
gories : celles qui nourrissent, celles qui ne
nourrissent pas.

Avant la naissance, le médecin de la famille
a décidé à quelle catégorie appartiendrait proba-
blement sa cliente. Si elle est bien portante il a
conclu pour l'affirmative et elle a dû soigner ses
seins comme je l'ai indiqué au chapitre qui traite
ce sujet (page 29). Si au contraire, elle est très
nerveuse ou très faible, très anémique ou d'une
impressionnabilité excessive, elle n'allaitera pas.
Dans tous les cas, l'avis du médecin doit être
suivi et même si, à l'usage, la mère n'était
qu'une nourrice médiocre, il est certain qu'il
vaudrait mieux qu'elle persistât en s'aidant de
l'allaitement artificiel que de donner son enfant
au dehors.

Les premières tétées. — 1° *L'allaitement est décidé :* 3 ou 4 heures après la naissance, on présente le sein à l'enfant. A ce moment, la glande mammaire ne contient pas encore de lait proprement dit, (la montée du lait ne se fait que du deuxième au quatrième jour) elle ne secrète encore qu'un liquide épais peu chargé de graisse et légèrement purgatif, le *colostrum.* c'est lui qui permettra à l'enfant d'expulser le *méconium* (selles noirâtres) dernier résultat des digestions intra-utérines et ce purgatif naturel vaudra mille fois mieux que tous les sirops de fleurs de pêcher ou autres. Il serait même bon que les mères qui ne peuvent pas nourrir, donnassent le sein au moins une ou deux fois à leur enfant afin d'obtenir ce résultat (à moins de tuberculose ou autre maladie contagieuse). Je ne crois pas. et je parle par expérience, que la sécrétion lactée soit pour cela plus abondante chez les femmes ayant résolu de ne pas être nourrices.

Pour les premières tétées, comme on ne pourra pas s'asseoir sur son lit, on s'inclinera du côté où l'on doit donner le sein, l'enfant sera placé parallèlement à la mère et l'on fera bien attention à laisser ses narines libres ; avant chaque tétée on lavera le sein avec de l'eau boriquée tiède, après chaque tétée avec de l'alcool. J'indiquerai le nombre de tétées à donner par jour lorsque je parlerai de la nutrition de l'enfant, pour le moment ne nous occupons que de la nourrice.

On souffre un peu les premières fois que l'on

donne à téter, de nombreuses petites fibres devant se rompre pour permettre au lait de se créer une voie ; mais cela ne dure pas longtemps.

Chaque fois que la mère donne à téter, elle doit autant que possible donner les deux seins, bien des personnes n'attachent pas d'importance à cette règle et disent même qu'il vaut mieux faire vider un sein complètement avant de passer à l'autre, le dernier lait étant le meilleur parce qu'il est le plus chargé de beurre ; elles commettent là une erreur au point de vue de la beauté de la femme sans profit pour l'enfant puisque le lait est d'autant plus séreux qu'on met plus d'intervalle entre deux traites consécutives : en ne donnant qu'un sein à chaque tétée, chacun n'est vidé que toutes les quatre heures en moyenne, le lait qu'il renferme est moins nourrissant tout en existant en plus grande quantité, le sein est distendu par le poids du lait, les fibres musculaires en souffrent, il devient mou et flasque.

Régime de la nourrice. — Le régime de la nourrice doit être celui de tout le monde, mais plus abondant ; j'ai mangé à ces moments là comme à l'ordinaire sans observer jamais que rien ait fait souffrir le nourrisson, cela est évidemment une question individuelle : les personnes qui ont un bon estomac ont besoin de prendre moins de précautions que les personnes qui digèrent mal. Celles-ci connaissent les mets qui ne leur réussissent pas et doivent s'en abste-

nir, elles doivent aussi éviter les aliments qu
donnent à leur lait un goût désagréable : le
choux, l'ail, etc., De même aussi, faut-il ne pa
donner de médicaments aux nourrices sar
penser aux nourrissons : le passage des médica
ments dans le lait est si bien établi que l'on
souvent traité l'enfant par l'intermédiaire de
mère. Leur boisson habituelle est toute indiqué
mais elles doivent éviter de prendre des spiri
tueux, du thé et du café, surtout en grand
quantité. Les nourrices sont, en général, tr
altérées et cela se comprend, il faut veiller, su
tout lorsque ce sont des nourrices mercenaires
ce qu'elles ne boivent pas trop de vin, car
pense les mères assez raisonnables pour s'ab
tenir d'elles-mêmes. L'alcool diminue la sécr
tion lactée et, absorbé en trop grande quantit
prive la nourrice du calme et de la lucidité d'e
prit qui lui sont nécessaires ; un demi-litre de vi
par jour est suffisant, on peut y ajouter un p
de bière, du lait coupé d'eau, des tisanes, et

Substances galactogènes. — On a parlé d
nombreuses substances *galactogènes.*Par exemp
les féculents comme aliments et la bière comm
boisson. Je ne sais trop quel crédit il faut donne
à ces croyances et m'imagine pour ma part qu
les meilleurs aliments sont ceux que la nourri
assimile le mieux.

Les adjuvants. — La meilleure condition pou

être bonne nourrice c'est de se bien porter, dès que la nourrice est malade ou simplement indisposée, la qualité et la quantité du lait s'en ressentent. Mais il peut arriver à toute personne d'être malade, voilà pourquoi, je ne saurais assez recommander d'habituer l'enfant aux adjuvants sous la forme de biberon. On permettra ainsi à la nourrice de se refaire sans que pour cela l'enfant souffre.

[Voir la lettre treizième sur les biberons].

Maladies de la nourrice. — Ainsi, s'il se forme un abcès au sein, il serait imprudent de faire téter l'enfant de ce côté-là, il faudra donc remplacer ce qui manque par un moyen artificiel. Si la nourrice est réglée, ce n'est pas une raison pour la remplacer, mais, durant la menstruation. le lait étant moins bon, un peu de biberon y suppléera. Ce ne sera que dans les maladies aiguës : fièvre typhoïde. diphtérie, fièvre éruptive, que l'allaitement sera complètement interrompu et que l'on éloignera même l'enfant si l'affection est contagieuse.

Résumé. — Toutes les recommandations faites au moment de la grossesse peuvent se répéter pour la nourrice. Du calme sans ennui, des promenades, un air pur, une nourriture rationnelle, l'absence de fatigue, sans pour cela la condamner à l'inaction.

2° *Le médecin défend à la mère de nourrir,*

5*

(ce ne sera pas ton cas, mais il peut être utile que tu saches à quoi t'en tenir), il faut empêcher la sécrétion lactée ; on donne alors un purgatif à la nouvelle accouchée au lendemain de la montée du lait, on entoure les seins d'un bandage de corps avec une légère couche d'ouate, de manière à ne pas leur permettre d'envahir l'aisselle et la diète doit être observée. Dans quelques cas, la compression exagérée des seins peut donner lieu à un peu de fièvre.

Si cette défense du médecin est antérieure à l'accouchement, il est bon de s'occuper de chercher une nourrice avant que celui-ci ait eu lieu.

Choix d'une nourrice étrangère. — Le médecin doit être le premier consulté dans le choix de la nourrice, il l'interroge, il l'examine, il voit et il examine son enfant, il procède à l'examen des seins, du lait, etc. C'est là la partie scientifique de l'opération ; mais il peut arriver que deux ou trois nourrices conviennent également et que la mère soit appelée à choisir ; qu'est-ce qui doit la déterminer ? D'abord autant que possible qu'elle ne prenne pas une nourrice ayant accouché depuis moins de deux mois afin qu'elle soit complètement remise et qu'elle puisse porter l'enfant sans trop de fatigue, d'un autre côté, ce laps de temps permet de s'assurer que la sécrétion lactée n'est pas passagère. J'aimerais mieux une multipare (1)

(1) Ayant eu plusieurs enfants.

qu'une primipare (1), elle a, en général, plus de patience et plus de douceur et elle sait mieux soigner les enfants. Je prendrais de préférence celle dont l'enfant est plus propre, mieux tenu, la nourrice devant rendre quelques services dans la maison, il est bon pour cela et surtout à cause du nourrisson qu'elle soit soigneuse. Enfin, je préférerais celle qui me paraîtrait plus intelligente ; ces nourrices campagnardes sont imbues de préjugés, une femme intelligente acceptera mieux les conseils qu'on lui donnera.

Toutes les indications données pour la mère-nourrice sont vraies pour la nourrice étrangère : pour l'alimentation en particulier, elle aussi devra autant que possible être nourrie comme elle en a l'habitude, notre régime azoté ne servirait qu'à la rendre malade, et à supprimer une partie de son lait. Il faut aussi ne pas oublier que les femmes de la campagne sont habituées au grand air, elles doivent sortir tous les jours ; lorsque bébé sera un peu aguerri, elles l'emporteront avec elles, les premiers jours elles n'auront qu'à sortir sans lui et il sera sage de les faire accompagner par une personne de confiance, si on peut le faire.

Manière de traiter les nourrices. — Je souhaite et de tout mon cœur, ma chère amie, que tu n'aies jamais besoin d'une nourrice. Cepen-

(1) N'ayant eu qu'un enfant.

dant, cela peut arriver, par exemple, si tu avais plusieurs enfants à peu d'intervalle. Dans le cas de nécessité, il n'y a qu'à se résigner. Avant de faire entrer la nourrice chez soi, il faut bien régler les rapports bien établir les conditions ; il faut bien voir de quoi on est capable vis-à-vis d'elle. Je crois qu'une grande partie des ennuis que l'on a avec les nourrices viennent de ce qu'on les reçoit tout d'abord comme des reines, on les gâte, on les comble, on leur défend un geste, un mouvement, le plus léger travail. Puis, peu à peu, ce joug auquel on s'est soumis bénévolement vous pèse, on veut réagir il est trop tard. dame nourrice a pris de mauvaises habitudes et ne veut plus en démordre.

Dès le premier jour, on doit savoir ce que l'on exigera d'elle, l'exiger ce jour-là et les suivants et se soumettre soi-même à la loi qu'on lui a imposée. C'est là, en passant, la règle de toute bonne administration domestique.

Il est juste de dire que l'on doit user de beaucoup de douceur envers la nourrice, ce qui n'exclut pas la fermeté : elle vient de laisser son enfant, sa famille, d'autres enfants peut-être, son cœur est endolori et son humeur s'en ressent. C'est une femme comme nous, il ne faut pas l'oublier.

Changement de nourrice. — Mais si l'on a eu le malheur de choisir une mauvaise nourrice, et par là je n'entends pas seulement une nourrice

qui n'a pas de lait, mais une femme qui mal-
traite votre enfant, qui est voleuse, et pis encore
peut-être, il ne faut pas hésiter à la renvoyer. J'ai
entendu raconter des choses épouvantables sur
des nourrices que l'on gardait malgré tout, et
chaque fois je n'ai pu que blâmer les mères. Entre
autres, une de ces femmes qui donnait de l'opium
à l'enfant dont elle était chargée afin de s'en débarrasser le plus possible.

Une mère qui garde une nourrice dans des
conditions pareilles est aussi coupable qu'elle.

Qu'est la nourrice ? un sécréteur de lait, si je
puis m'exprimer ainsi. Donc, toute nourrice qui
sécrétera d'aussi bon lait qu'elle pourra la remplacer, et si elle en sécrète plus, elle la rempla-
cera avec avantage.

Lorsqu'on change de nourrice, il faut agir
promptement et s'il y a un intervalle, on aura
recours au biberon. Il ne faut pas croire
d'ailleurs que parce que l'on a une nourrice,
l'enfant ne boira pas un peu de biberon ; elle
peut être indisposée ou malade et l'on sera heureux de pouvoir suppléer à son lait qui ne serait
pas à ces moments-là assez abondant.

ALLAITEMENT ARTIFICIEL

Composition du lait. — Avant de parler de l'allaitement artificiel, je voudrais, te rappeler en quelques mots la composition du lait de la femme. On trouve en moyenne sur 1000 parties de lait.

	parties
Eau	873,80
Beurre.	38,00
Caséine	3,00
Albumine.	13,00
Sucre	70,00
Sels.	1,80

De plus, à la sortie du sein, le lait a une réaction alcaline. Si la mère n'a pas assez de lait que ferons-nous ? nous tâcherons de remplacer celui qui manque par un liquide analogue comme composition, comme chaleur, ayant les mêmes propriétés chimiques.

Différents laits. — Il est naturel de chercher ce liquide parmi les laits que fournissent les animaux, on les a analysés (1) et on a trouvé que de tous les laits celui de l'ânesse se rapproche le plus de celui de la femme; il est aussi sucré, ses globules de graisse ont une enveloppe aussi mince, mais il est moins nourrissant renfermant moins de beurre ; par contre, il est très facilement digéré.

Le grand inconvénient, c'est qu'il est très difficile à trouver, aussi emploie-t-on surtout le lait de vache qui après celui de l'ânesse se rapproche le plus du lait de la femme.

Le lait de vache. — En consultant notre tableau, nous voyons que ce lait contient beaucoup plus de beurre que le lait de femme, il est aussi bien moins sucré. Nous en conclurons que ce lait qui serait trop difficile à digérer tel quel devra être coupé d'eau, et nous ajouterons pour chaque tasse de liquide une cuillerée à café de

(1)

Lait de	Femme	Anesse	Vache	Chèvre	Chienne
Eau	88,6	90,5	87,4	82,0	66,3
Beurre . . .	2,6	1,4	4,0	4,5	14,8
Lactine et sels solubles . .	4,9	6,4	5,0	4,5	2,9
Caséine et sels insolubles . .	3,9	1,7	3,6	9,0	16,0

sucre de lait afin de corriger sa composition
dans la mesure du possible. Le lait de femme
est alcalin, il en est de même du lait de vache
lorsqu'il sort du pis, mais au bout de quelque
temps, surtout s'il fait chaud ou si les vases qui
l'ont contenu n'étaient *pas absolument propres*
(j'expliquerai plus loin ce que j'entends par là)
la réaction de ce lait est acide, tu en conclus
qu'il faut employer le lait frais ou si cela est
impossible qu'il faut s'arranger de manière à
l'empêcher d'aigrir.

Quant à la température du breuvage, elle doit
être celle du corps humain 36 à 37°, plus chaud
il est trop chaud, plus froid, il est trop froid.
Pour s'assurer de la température du lait, le mieux
est d'y plonger un petit thermomètre en verre,
inutile de dire qu'il doit être parfaitement propre.

Il est évident que le mieux pour l'allaitement
artificiel consisterait à avoir soi-même une vache
saine, nourrie d'herbe sèche, habitant une
écurie propre et aérée la nuit et sortant dans
le jour. Son lait, pour être bon, ne devra être ni
trop épais, ni trop clair, sa couleur d'un blanc
mat et sa densité de 1,03 à 1,04. Mais s'il est
possible d'avoir une vache à la campagne, il
n'en est pas de même à la ville, et il faut se contenter du lait que vendent les laitiers, quelque
consciencieux qu'ils soient, il est difficile d'avoir
en eux une confiance absolue.

Inconvénients qu'offre le lait acheté. — Le

lait qu'ils nous fournissent peut être mauvais.

1° Parce qu'il a fermenté, qu'il est aigri.

2° Par sa provenance ; parce qu'il vient d'un animal malsain et qu'il contient des germes. ceux de la tuberculose, de la diphtérie, de la diarrhée ou de la fièvre typhoïde.

Manière d'aseptiser les récipients. — Pour parer au premier inconvénient et retarder la fermenta tion du lait, il faut le mettre dans des vases aseptiques. Il faut faire bouillir durant deux heures tout ce qui a touché et doit toucher le lait : les biberons, les pots, etc., puis les laisser tremper dans de l'eau fraîche additionnée d'un peu de bicarbonate de soude, le bout en caoutchouc doit toujours être dans de l'eau bicarbonatée lorsqu'il ne sert pas.

Stérilisation. — C'est par la stérilisation (1) qu'on amène la disparition ou l'atténuation d'une partie des microbes qui peuvent se trouver dans le lait. Autrefois, on n'avait qu'un seul moyen que j'ai d'ailleurs employé pour mes enfants : l'*ébullition*, elle offre un inconvénient, le lait bouilli a un goût particulier ; désagréable au bébé et il est moins bien digéré ; mais c'est un bon moyen de stérilisation. Depuis, on a inventé

(1) On dit qu'on *stérilise* un liquide lorsque par ébullition, par autoclave ou en élevant sa température d'une manière quelconque, mais suffisante, on détruit tous les germes qu'il peut contenir.

différents procédés, malheureusement la plupar
d'entre eux ne peuvent s'appliquer que dans
l'industrie ; dans les maternités et dans les
familles, on prépare le lait au moyen de différents
appareils, entre autres celui de M. Gentil.

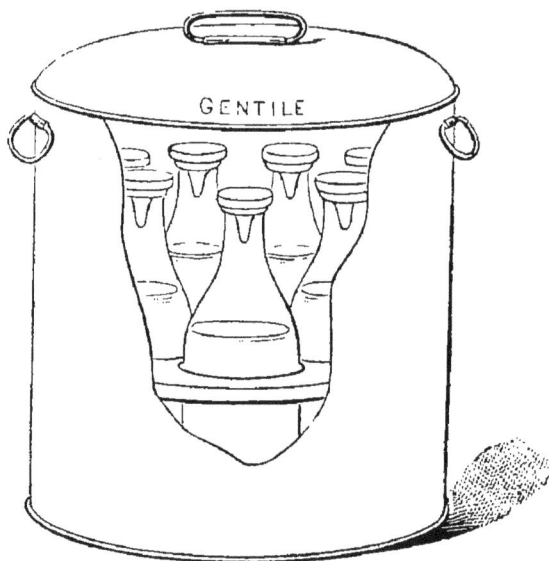

Fig. 9. — Appareil à stériliser le lait.

Appareil pour stériliser le lait. — Cet appareil
se compose essentiellement d'un bain-marie en
métal étamé, de flacons gradués, dont la conte-
nance varie suivant l'âge de l'enfant et d'obturateurs. Pour utiliser l'appareil, on verse dans les
flacons la quantité de lait et d'eau que l'on juge
nécessaire (il ne faut jamais complètement
remplir les flacons).

Tous les flacons ainsi préparés sont mis dans
le porte-bouteilles et coiffés d'un obturateur,
puis on les pose dans la marmite qui contient

de l'eau froide, le niveau de l'eau doit affleurer à peu près celui du lait dans les flacons. Puis on couvre la marmite et on la pose sur un fourneau. La température s'élève jusqu'à l'ébullition qu'on doit maintenir durant 40 minutes. Cela fait, on enlève la marmite, on tire le porte-flacon de l'eau bouillante en ayant soin de ne pas toucher aux obturateurs et on laisse re froidir. On voit alors, dès que la température s'abaisse, les obturateurs s'appliquer fortement sur les goulots des petites bouteilles et se déprimer au centre. La dépression atteint son maximum, lorsque les flacons sont froids, elle résulte du vide produit par la condensation de la vapeur de lait qui pendant l'ébullition a chassé l'air contenu dans la partie supérieure des flacons. L'obturateur est donc fixé par la pression atmosphérique. quand les flacons doivent être transportés, on peut encore consolider la fermeture au moyen d'une armature très simple,

Si après le refroidissement des flacons, on n'observe pas cette dépression de l'obturateur, l'opération n'a pas été bien faite, il faut la recommencer. Lorsque les flacons sont bien faits. il faut les mettre au frais, on peut préparer à la fois les flacons pour 24 heures.

Moyen de conserver de l'eau chaude. — Une jeune femme a eu une idée que je veux t'indiquer : lorsqu'elle avait enlevé le porte-flacon de la marmite, elle finissait de la remplir d'eau bouil-

Jante, elle la couvrait et l'enterrait dans une caisse contenant de la balle d'avoine. La balle d'avoine est mauvaise conductrice de la chaleur, il en résultait que durant toute la nuit, on pouvait réchauffer les biberons en les plongeant dans cette eau. Ainsi une marmite enterrée à 11 heures du matin, le lendemain à 8 heures avait encore une température de 44°.

Cette expérience a été faite en été.

Remarques sur l'appareil. — Le modèle dont on se sert habituellement est le modèle de dix flacons. Quelquefois les bouchons durcissent à la longue, il suffit alors de les faire tremper 24 heures dans de l'ammoniaque liquide qui a la propriété d'assouplir le caoutchouc. La stérilisation est complètement obtenue par cet appareil au point de vue de la fermentation du lait, mais elle est loin d'être parfaite au point de vue des germes pathogènes qu'il peut contenir. D'après l'âge des bébés, on met dans les flacons 50, 100, ou 150 grammes de lait.

Préparation du lait. — Pour les nouveaux-nés et jusqu'à l'âge de six semaines, ce lait sera additionné de deux fois son poids d'eau ; c'est-à-dire que l'on mettra 1/3 de lait pour 2/3 d'eau ; de six semaines à trois mois, on mettra moitié lait, moitié eau ; du troisième au sixième mois 3/4 de lait et, enfin, après six mois, on pourra donner du lait pur.

Observation sur le lait stérilisé. — Telles étaient du moins les proportions dans lesquelles on mélangeait le lait jusque dans ces temps derniers ; depuis, on a observé que l'un des avantages de la stérilisation du lait est de rendre digestible, même à l'enfant nouveau-né le lait de vache pur sans qu'on l'ait additionné de sucre et d'eau. Le phénomène qui se produit est peu connu encore, on l'attribue à un changement de groupement dans les molécules, toujours est-il que les enfants digèrent et assimilent parfaitement le lait stérilisé et pur. On a ainsi l'avantage de ne pas surcharger le système de l'enfant d'une quantité d'eau qui n'a aucun rôle plastique.

Il sera donc entendu, quoique j'indique les proportions anciennement acceptées, que tu seras libre de faire comme tu l'entendras.

Un flacon ne peut servir qu'à une tétée, on jettera le surplus.

Comment l'enfant prendra-t-il ce lait ? Les uns préconisent la tasse, les autres la cuillère, d'autres la tétine, d'autres enfin le simple biberon. Et c'est pour ce dernier que j'ai opté. La tasse, la cuillère, la tétine, ont le défaut de ne pas exercer les muscles de la bouche. Avec ces différents systèmes, l'enfant n'a presque pas besoin de téter, exercice qui lui est salutaire, de plus, le lait arrive trop vite et en trop grande quantité dans l'estomac.

Le Biberon. — Le biberon se compose d'un

tube de verre terminé par un tube en caoutchouc, percé à son extrémité A de nombreuses petites fissures, on le plonge dans le flacon et l'on met l'extrémité A dans la bouche du bébé (*fig* 10.) — Après chaque tétée, il faut démonter le bibe-ron complètement, passer dans ses différentes parties une petite brosse qui se vend partout et faire trem-per le tout, quand il est bien propre, dans un vase plein d'eau fraîche contenant un peu de bicarbonate de soude (1).

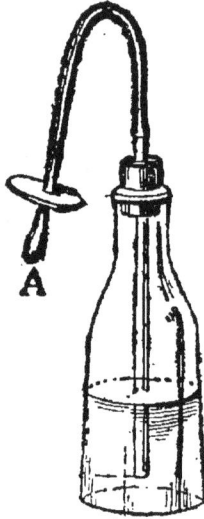

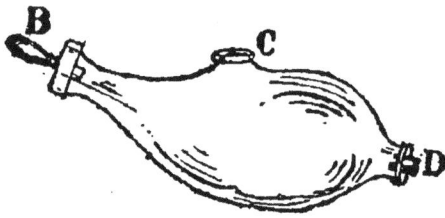

Chaque fois que l'on a besoin d'un flacon, on le fait chauffer au bain-marie ; avant de faire téter l'enfant, il est bon de goûter le lait du flacon pour se rendre compte de son goût et de sa température (on peut aussi plonger un petit thermomètre dans le liquide).

Fig. 10-11. — Biberons.

(1) La fig. 11 représente un autre type de biberon : ouvert à ces deux extrémités il peut être, traversé par un courant d'eau qui le nettoie parfaitement. En C, une prise d'air, en B, une tétine ou un bout en caoutchouc, en D, un bouchon simple.

On a cherché à remplacer le lait par d'autres produits artificiels : la crème de Biedert, la farine de Nestlé, le potage Liebig, etc., n'ayant jamais usé de ces différents succédanés, je ne puis te les recommander.

Les mères et les biberons. — Quant au biberon, je m'en suis servie, mes enfants s'en sont très bien trouvés et leurs nourrices aussi. Mais je m'en suis occupée moi-même, j'ai toujours fait mon possible pour avoir du lait de bonne qualité, trait depuis peu de temps, et je ne me suis jamais servie pour conserver ce lait que de vases aseptiques dans la mesure des moyens dont je disposais. Donner à préparer des flacons ou des biberons à des cuisinières, c'est leur demander une chose qui est au-dessus de leur entendement. Elles traiteront de manies ce que nous savons être des précautions essentielles. Quelle est la mère qui ne se soumettrait à ce petit travail sachant que de sa perfection dépend la bonne santé de son enfant?

APRÈS LA NAISSANCE

L'enfant. — La première toilette.

LA PREMIÈRE TOILETTE DE BÉBÉ : Voilà tout nu, faible et misérable, cet enfant qui a tant fait rêver la mère, il a poussé son premier cri, il est là, il vit. Mais que de temps, que de soins il faudra encore avant qu'il soit devenu un homme. C'est maintenant que commence le rôle vigilant de la mère ; avant la naissance, la nature s'est presque chargée de tout, après la naissance, vient un second développement plus long et plus difficile. Aussi, j'entrerai dans les détails les plus minutieux.

La première chose est de plonger l'enfant dans un bain tiède de 36° à 37°, ce bain est donné comme moyen de révulsion sur la peau : pour activer la circulation et la respiration ; puis, lorsqu'on le sort de ce bain, on le frotte tout entier avec de la vaseline boriquée afin de le débarrasser de l'enduit sébacé qui le recouvre et que l'eau ne saurait enlever. Il faut agir pour ces deux opérations, avec rapidité et en faisant tout son possible pour éviter les refroidissements ; un simple rhume de cerveau peut être mortel pour un enfant faible, parce qu'il l'empêche de téter. La surface du corps de l'enfant est plus considérable proportionnellement à son poids que ne l'est la surface des grandes personnes, de plus, les fonctions n'étant encore établies qu'imparfaitement, il ne saurait réagir aussi bien que nous, et, malgré Kneipp, je croirai dangereux de plonger un enfant nouveau-né dans l'eau froide.

Manière de disposer les brassières. — Bébé bien frictionné avec la vaseline, séché dans de chaudes serviettes, on l'habille. On a préparé à l'avance la chemise, la brassière de flanelle et la brassière de piqué, on les a disposées de telle manière que la manche de la chemise soit emboîtée dans la manche de la brassière de laine, qui elle-même s'emboîte dans la manche de la brassière de piqué, de sorte que les trois ne forment plus qu'une brassière triple. On prend le bras de l'enfant, on l'enfonce dans cette manche et l'on vient au-devant de lui avec l'autre main qui le tire en avant. Puis on lui met les chaussons.

Soins à donner au cordon. — Maintenant que le haut du corps est couvert, on s'occupe du cordon. Généralement, on l'a coupé à 0^m,05 ou 0^m,06 on l'enveloppe dans une petite com-

presse aseptisée et enduite de vaseline boriquée,
puis on applique la bande de toile par-dessus,
on l'enroule autour du corps et on l'attache au
moyen des rubans, à moins qu'on ne préfère se
servir de la petite ceinture de flanelle. Ce pansement doit être renouvelé et vérifié tous les jours ;
si on aperçoit la moindre rougeur, la plus petite
suppuration, il faut de suite prévenir le médecin.
Après la chute du cordon, il faut panser la plaie
qui reste comme une blessure ordinaire : lavages
à l'eau boriquée, faible tampon de coton hydrophile jusqu'au moment où une peau fine la
recouvrira. Ces soins sont de la plus grande
importance, il faut exiger que la sage-femme
fasse ces pansements avec la plus grande régularité.

On peut encore soigner le cordon au moyen
d'un pansement sec : on le lie avec un fort
fil de soie, puis on l'enveloppe dans du coton
hydrophile boriqué, on applique une ceinture
par dessus. Le coton filtre l'eau et empêche l'infection du cordon. Un seul pansement suffit s'il
est bien appliqué.

Dans tous les cas, je répète qu'on ne saurait trop
se persuader de l'importance des soins à donner
au cordon, la moindre négligence peut provoquer
une hépatite ou un ictère parfois mortels.

L'emmaillotement. — Maintenant procédons
à l'emmaillotement : pour que cela soit plus
commode et plus vite fait, on prépare le maillo-

tage sur un oreiller ou sur un lit ; d'abord la
ceinture avec trois rubans, puis le lange de laine,
puis le feutre, puis le lange plié en triangle, la
pointe tournée vers le bas, ensuite le petit lange
également plié en triangle ; tous ces objets du
maillot seront disposés exactement les uns au-
dessus des autres sans former de pli.

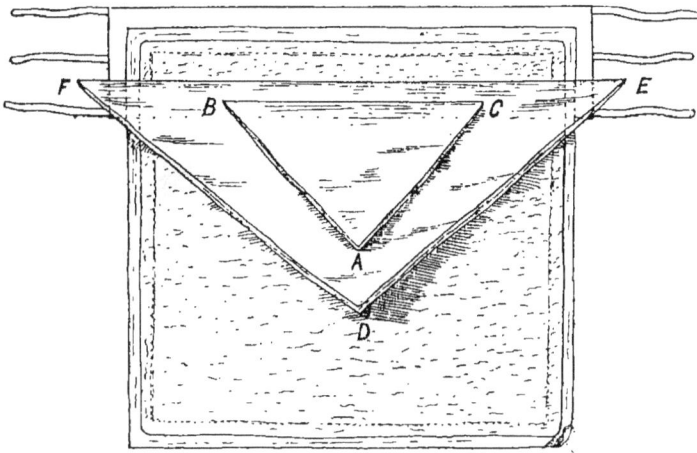

Fig. 12. — Emmaillotement.

On place l'enfant sur ce maillot, de façon que
le bord supérieur effleure le dessous des aisselles,
puis on passe la pointe A du petit lange entre
les jambes et on replie vers les cuisses les pointes
B et C, on fait de même pour la pointe D du
grand lange que l'on fait passer entre les jambes ;
on replie la pointe E autour du corps vers la
droite et la pointe F autour du corps vers la
gauche ; puis on rabat l'un vers l'autre les bords
du lange de flanelle, enfin on replie l'extrémité

inférieure du maillot ainsi formé et on la ramène vers le haut, de façon à laisser au moins dix centimètres entre les pieds de l'enfant et l'extrémité du maillot, le lange de laine ainsi ramené vers le thorax est fixé au moyen de la ceinture dont on attache les cordons, Enfin on met à l'enfant le fichu, la bavette, et on le pose sur le portefeuille ou porte-bébé, la tête repose au centre du petit coussin de crin, on ramène sur l'enfant l'extrémité inférieure du porte-bébé qui va toucher le bord inférieur de la bavette, on attache les rubans et voilà bébé prêt à être déposé dans sa bercelonnette.

Manière de chauffer le berceau. — Mais pendant que l'on procédait à cette toilette, on a eu la précaution de mettre au milieu du lit un cruchon d'eau chaude ; c'est qu'il faut penser que bébé vient d'un pays chaud et pendant longtemps, presque une année, il faudra le traiter en conséquence. On enlève le cruchon et on met bébé à la place. Mais durant les premiers temps qui suivent la naissance et surtout en hiver, il faudra toujours veiller à ce qu'un cruchon réchauffe le lit de l'enfant. Or, comme il faut éviter d'un côté qu'il ait trop froid, de l'autre qu'on le brûle, on exige toujours que le cruchon soit placé entre les deux paillasses : il chauffera sans pouvoir brûler.

On a l'habitude de donner aux enfants qui viennent de naître une cuillerée à café d'eau avec de la fleur d'oranger, cela est inutile et ne sert qu'à leur charger l'estomac ; ce qu'il faut à l'enfant lorsqu'il est habillé, c'est du sommeil, du repos.

Poids de l'enfant. — L'enfant en naissant pèse en moyenne 3.200 grammes ; il est des enfants plus gros, il en est aussi de plus petits. Lorsque le poids d'un enfant n'atteint pas 2.500 grammes, il faut le mettre dans une couveuse tout comme les enfants venus avant terme.

Pour peser l'enfant, on se sert généralement d'un pèse-bébé. Avant d'habiller l'enfant on a eu soin de peser tous ses vêtements, une fois habillé on pèse le tout : bébé et habits, la différence du poids donne le nombre cherché qu'il sera bon d'inscrire soigneusement comme point de départ des pesées futures.

Les couveuses. — Je ne veux pas terminer cette lettre sans te dire quelques mots des couveuses. Elles rendent journellement de grands services; l'enfant qui naît avant l'heure est dans de mauvaises conditions, ses organes ne sont pas prêts anatomiquement pour affronter la vie extérieure. Respirant mal et ingurgitant difficilement les aliments il ne peut se maintenir au degré de chaleur indispensable au fonctionnement vital.

Il s'agissait donc de construire un appareil capable d'empêcher la déperdition de son calorique.

Le Dr Denucé avait, en 1857, imaginé un berceau incubateur, mais il ne réalisait qu'incomplètement les désideratas, l'enfant aspirant l'air frais de l'extérieur.

Depuis, les Drs Tavernier et Auvard, la sage-femme en chef de la Maternité de Paris : Mme Henry, ont si bien perfectionné cet essai qu'ils en ont fait en quelque sorte un instrument parfait. Au berceau renfermant des cruchons d'eau chaude ils ont substitué une boîte en verre dans laquelle l'enfant est placé sur un coussin. Grâce à un système très simple et très ingénieux la température y est constante et l'air s'y renouvelle toujours.

La couveuse produit de véritables miracles ; avant son emploi aucun enfant né à six mois ne survivait, on en sauve aujourd'hui 30 % ; à sept mois la proportion des survivants dépasse 60 % ; sans parler des services qu'elle rend dans les maladies enfantines : l'œdème, le scléremme, etc.

Empêcher le refroidissement de l'enfant c'est bien, mais ce n'est pas suffisant, il faut encore le nourrir, on y arrive par le *gavage*. Toutes les deux heures on enlève le couvercle de la boîte, on prend le bébé, on fait sa toilette et on l'alimente. Autrefois pour gaver l'enfant on lui faisait avaler une sonde de Charrière munie à son extrémité d'un petit entonnoir par lequel on versait le lait, aujourd'hui on le gave par la narine au moyen d'une petite cuillère rappelant les cuillères à café, seulement elle est resserrée de façon à former un véritable bec.

L'expérience a prouvé que l'enfant ne risquait pas de se refroidir pendant cette opération si la chambre est suffisamment chauffée et close de toutes parts.

APRÈS LA NAISSANCE

L'enfant. — Soins physiques.

Le nouveau-né. — Comme je te le disais dans ma dernière lettre, ma chère Sophy, c'est après la naissance que la mère est créatrice pour la seconde fois. Les personnes qui s'imaginent que l'enfant nouveau-né est un être complètement formé se trompent, c'est une ébauche, voilà tout. Si tout le monde se persuadait de cette vérité et connaissait un peu la structure du corps du nouveau-né, on éviterait bien des fautes qui souvent ont une influence funeste sur la vie tout entière du jeune être.

Ses *os* sont mous, son *crâne* lui-même n'est pas fermé (fontanelles), il est *sourd* et *aveugle*, les cavités naturelles de son *cerveau* contiennent plus d'eau que chez l'adulte, eau qui gêne le travail du cerveau et qui est résorbée au fur et à mesure. Les *poumons* n'ayant aucun travail à accomplir durant la vie intra-utérine, il faudra de profondes inspirations pour arriver à les gonfler jusque dans leurs dernières ramifications. La plupart de ses *glandes* ne fonctionnent que vers le quatrième mois, telles sont les *glandes lacrymales*, les *glandes sudoripares*, qui, chez nous, équilibrent la température (1) ; les *glandes salivaires* et le *pancréas*, dont les sécrétions permettent la digestion des aliments féculents (amidons). Son *estomac*, qui mesure environ de 80 à 90 centimètres cubes, est tapissé de quelques glandes *à pepsine* très rudimentaires, tout juste suffisantes pour lui permettre de digérer le lait.

Tel est l'être incomplet que tu vas avoir à soigner ; mais en sachant ce que tu sais maintenant, comme il te sera plus facile de ne pas commettre d'erreurs. La base de toute la conduite d'une jeune mère, doit être la *prudence* ; ne jamais aller par sauts, agir progressivement.

Des os. — *Les os* sont mous, il ne faut leur demander aucun effort, poser l'enfant sur un coussin et le tenir horizontalement ; faire attention qu'on ne le porte pas toujours du même bras, sinon l'épine dorsale dévierait.

(1) Les glandes sudoripares équilibrent les températures : grâce à la transpiration et à l'évaporation qui en résulte. Plus on a chaud, plus on transpire et plus on évapore. Or, pour s'évaporer, la transpiration emprunte de la chaleur au corps, qui est ainsi refroidi ou rafraîchi. Les glandes sudoripares sont encore les suppléants des reins et des poumons.

Le crâne n'est pas fermé, aussi éviterons-nous tout choc avec soin, et lorsque nous ferons sortir l'enfant, nous lui mettrons une coiffure souple et protectrice plutôt qu'une de ces capotes à la mode qui ont un fond dur qui, n'emboîtant pas la tête, peuvent la blesser.

Le cerveau. — L'encéphale n'est pas formé, c'est là que la prudence des mères doit être en éveil. Il faut beaucoup de précautions lentes et douces. Ce sont là des choses que les domestiques et les nourrices mercenaires ne peuvent pas comprendre, aussi la mère doit-elle savoir imposer sa volonté.

Dans les premiers jours qui suivent la naissance, que l'enfant soit dans son berceau, à moins qu'il ne tette ou qu'on ne fasse sa toilette : défends absolument qu'on le brusque, qu'on le fasse sauter sous prétexte de lui faire faire une risette. Un nouveau-né ne fait pas risette et ces chocs sont très nuisibles pour lui, nous ne voulons pas le bercer, encore moins faut-il le secouer. Il faut à l'enfant du calme et du silence, et ce régime étant excellent pour l'accouchée, on n'a qu'à les laisser tranquilles le plus possible.

De la vue. — L'appareil de la vision ne fonctionne pas encore complètement, néanmoins le fonds de l'œil est impressionnable à la lumière mais il ne sait pas se défendre contre une trop grande clarté ; il ne faut donc pas exposer l'enfant

à une lumière vive, ou mettre devant lui un
objet brillant. Jusqu'au 4ᵉ mois, il doit rester
dans une demi-clarté. Je ne veux pas dire par là
que le berceau de l'enfant doive être dans une
chambre obscure : la lumière est un oxydant et
le soleil un hôte très hygiénique. Permets au soleil d'entrer dans la chambre, mais protège de ses
rayons trop vifs le berceau de ton petit enfant.
Et avant d'en finir avec les yeux, laisse-moi encore te recommander de bien les soigner, de les
laver attentivement tous les jours avec de l'eau
boriquée tiède à 20/1000, au moyen d'un tampon d'ouate hydrophile, et si tu vois le moindre
petit écoulement, de suite appelle le médecin.
L'ophtalmie purulente est là qui guette le petit
être et qui peut en faire un aveugle dans l'espace
de quelques heures.

De l'ouïe. — *L'ouïe* demande des ménage-
ments analogues. Pas de cris dans la chambre
où est le nouveau-né, pas de portes battantes,
pas de chants mouvementés, ce sont là des ébran-
lements qui font souffrir le petit être ; que l'on
parle doucement autour de lui et lorsqu'il sera
devenu plus grand, si tu veux un jour lui chanter quelque chose, choisis une berceuse bien
simple et bien douce. L'ouïe se développe encore
plus lentement que la vue, ce n'est que le 3ᵉ jour
que le nouveau-né commence à entendre et ce
n'est que la douzième semaine qu'il tourne la tête
du côté d'où vient le bruit.

Il faut veiller aux oreilles, quelquefois les no
veau-nés ont des écoulements, on peut en o
server les traces sur le bonnet ou sur le pe
oreiller ; dans ce cas, il faut de suite prévenir
médecin, un jeune enfant qui devient sourd se
sourd-muet.

Des poumons. — Nous avons vu que, dura
la vie intra-utérine, l'enfant ne respirait pas, c'e
par l'entremise de la mère que se faisait l'échan,
de l'acide carbonique et de l'oxygène ; les po
mons ne sont donc pas habitués à fonctionner,
petit être fera de profondes inspirations pour arı
ver à les dilater complètement, il criera même
il est très nécessaire qu'il crie pour faire pénétr
l'air avec plus de force dans ses poumons.

Te voilà rassurée du coup, quand l'enfaı
vient de téter, quand il est propre, s'il crie, laisse
le crier, c'est une fonction comme une autre qu'
accomplit là.

Et, à cette occasion, vois combien l'ignoranc
peut transformer les meilleures intentions : il es
nécessaire que l'enfant crie, et cependant, dè
qu'on l'entend, tous se précipitent, la garde, le
parents. On le promène, on le berce, on lui parl
et, pour l'empêcher d'accomplir un acte simple e
naturel on fait tout ce que l'on devrait éviter !

Et il faut, non seulement que ses poumons se
développent, il faut encore leur fournir un air
pur. Quand l'enfant sera grand, on le fera sortir
(voir le chapitre promenades) mais les premiers

jours de la vie cela serait imprudent, surtout en hiver ; il est d'autant plus nécessaire d'aérer souvent l'appartement, mais en ne faisant pas arriver l'air directement sur le berceau. L'application des carreaux doubles dont j'ai déjà parlé est excellente. L'habitude de porter les enfants à l'église dans les premiers jours qui suivent la naissance est très dangereuse, surtout en hiver. En Espagne, pays très religieux, on a cherché à pallier les inconvénients de cette sortie en mettant l'enfant dans une sorte de boîte vitrée ; c'est ainsi qu'on l'apporte au prêtre pour le baptiser.

La peau. — La peau du nouveau-né ne fonctionnant pas encore normalement, et ayant une plus grande surface proportionnelle, il est plus exposé aux refroidissements que l'adulte. Il faut le tenir chaudement et éviter les brusques transitions de température, si j'insiste sur ce point, c'est qu'on voit des enfants mourir de froid sans que l'on se soit douté qu'ils aient été malades : cette maladie s'appelle *sclérème*. Les jambes de l'enfant se raidissent, se durcissent le premier jour ; le lendemain, c'est le ventre, puis ce sont les bras, enfin le 3e jour les muscles des joues sont pris ; à ce moment-là l'enfant ne peut plus téter, on est obligé de le gaver et de le soumettre à une chaleur très élevée (dans une couveuse, par exemple).

La peau de l'enfant est très fine et s'entame très facilement : il faut donc, la soigner beaucoup.

Après chaque excrétion, il faut le laver à l'eau
tiède et le poudrer soit avec de la poudre d'ami-
don, soit avec de la poudre de talc ; il ne faut jamais employer un lange qui ait déjà servi sans
le laver au préalable à l'eau chaude. C'est ainsi
qu'on évite les escarres qui font tant souffrir et
qui guérissent quelquefois si difficilement, surtout chez les enfants athrepsiques (1).

Et ce ne sont pas seulement les parties génitales qu'il faut poudrer ainsi mais tous les plis
cutanés du corps de l'enfant : les plis du cou, les
aisselles, le derrière des oreilles.

Bains. — Je sais bien que quelques médecins
condamnent les bains journaliers, il en est d'autres qui les préconisent ; je sais, par expérience,
qu'il est bon d'en user dans une certaine mesure.
Un bain de 3 à 4 minutes dans de l'eau tiède
(28 à 30°) ne peut que faire du bien, surtout lors
qu'on évite de refroidir l'enfant en le tirant de
l'eau. Si c'est en hiver, il faut donner le bain
dans une chambre chauffée et dans tous les cas
sécher le bébé dans des serviettes chaudes. Non
seulement le bain agit comme révulsif, mais la
toilette de l'enfant est plus facile, plus rapide et
on évite les refroidissements. Pendant que l'enfant
est dans l'eau, on lui lave promptement les plis
du cou, les aisselles, le derrière des oreilles, etc.,
et, en dernier lieu, la tête.

(1) Enfants faibles et mal nourris.

Soins de la tête. — Cette tête, aussi proprement entretenue que le reste du corps, ne nous offrira jamais la couche de crasse qui couvre le crâne de tant d'enfants. On te dira que cela nuit à l'enfant, n'en crois rien, c'est tout simplement un amas de débris d'épithélium mêlé au vernix caseosa (1), il ne demande qu'à partir et si les lavages à l'eau tiède ne suffisent pas, ne crains pas de laver la tête du bébé de temps à autre avec un peu de savon. Non seulement cela n'offre aucun danger pour l'enfant, mais il aura une chevelure bien plus abondante. Une fois lavé, et il faut que ce soit fait promptement, on pose l'enfant sur une grande serviette chaude et on l'essuie, puis on poudre partout où cela est nécessaire (2).

Toutes ces précautions sont indispensables : ne crois pas que je veuille faire de nos enfants des êtres délicats, incapables de résister à un changement de température. Non, nos fils feront des hommes vigoureux. Nous les soignons et nous les dorlotons actuellement parce qu'il le

(1) Enduit gras.

(2) Souvent la tête du nouveau-né présente l'eczéma du cuir chevelu, ce qu'on appelle vulgairement *gourmes* ; il faut faire son possible pour le faire disparaître, quoiqu'en disent les commères. Pour cela, on fait tomber les croûtes à l'aide de cataplasmes, ensuite on lotionne le cuir chevelu avec de l'eau contenant du bicarbonate de soude, $0^{gr},20$ de bicarbonate pour $50^{gr},00$ d'eau bouillie, puis on brosse légèrement les cheveux avec une brosse douce enduite de vaseline,

faut, mais lorsqu'ils seront capables de réagir
nous les endurcirons et moi qui te recommande
aujourd'hui tant de prudence, je te conseillerai
au moment opportun des lotions d'eau froide.

L'ENFANT

De la nutrition durant la première année.

De l'appareil digestif. — Avant de te parler
de la manière de régler l'alimentation de ton enfant, laisse-moi, ma chère amie, te rappeler
combien son appareil digestif est rudimentaire à
la naissance : il n'a pas de dents, les glandes
salivaires et le pancréas ne fonctionnent pas encore. Les glandes à pepsine sont peu nombreuses
et son estomac, d'une très petite capacité, est
formé de fibres musculaires encore très faibles ;
par contre, son intestin est plus long proportionnellement que celui de l'adulte.

Nous avons donc affaire à une machine débile.
nous ne devons lui demander que des efforts
possibles pour la voir bien fonctionner et se dé-
velopper.

La loi qui préside à l'alimentation de l'enfant,
c'est la *régularité*, et l'ustensile le plus nécessaire

c'est la *balance*, qui constate que le développement se fait dans des conditions normales.

Les tétées. — Quelques heures après la naissance, comme je l'ai déjà dit au chapitre des nourrices, on fait prendre le sein à l'enfant qui se met à sucer avec force; il est urgent de voir s'il avale; pour cela, il suffit de lui poser le doigt sur la gorge, on sent alors les mouvements de déglutition. Le liquide qu'il boit alors n'est pas nourrissant, c'est plutôt un purgatif, ainsi que nous le savons déjà, grâce à lui, l'enfant expulsera les derniers résidus de la digestion intra-utérine, le méconium (selles noirâtres).

La montée du lait n'ayant lieu que vers le troisième jour, l'enfant perd de son poids tant qu'il n'a pas une nourriture substantielle (durant les 3 premiers jours l'enfant ne doit pas diminuer de plus de 35 grammes par journée), mais on cherche à empêcher cette déperdition en donnant à l'enfant un peu de biberon jusqu'à la montée du lait (1/3 de lait pour 2/3 d'eau). Quel que soit le système employé dès le commencement, il est bon de régler les heures de tétée de l'enfant; s'il est fort, on lui donne à téter toutes les deux heures le jour et deux fois pendant la nuit, durant les trois premiers mois. S'il est faible, comme il pourra prendre moins de lait à la fois, on rapprochera les heures des tétées, le jour toutes les 1 heure 1/2, la nuit toutes les 4 heures.

Peu à peu, on espace les heures des tétées de façon à ne plus donner, à trois mois, qu'une tétée toutes les 2 heures 1/2 (elle pourra quelquefois, en cas de nécessité, être remplacée par un biberon), et 1 tétée par nuit.

Au bout de 6 mois 1 tétée toutes les 3 heures le jour (elle pourra quelquefois être remplacée par une petite soupe), plus de tétée la nuit.

Enfin, au bout de l'année, l'enfant sera sevré à moins d'indication contraire, je parlerai plus loin de la manière de distribuer ses repas.

De 1 jour à 3 mois : 1 tétée toutes les 2 heures le jour, 2 tétées la nuit.

De 3 mois à 6 mois : 1 tétée toutes les 2 heures 1/2 le jour (quelquefois 1 biberon), 1 tétée la nuit.

De 6 mois à 1 an : 1 tétée toutes les 3 heures le jour (vers le huitième plus de tétée la nuit), de temps à autre une petite soupe.

A 1 an environ : sevré du sein, *non du lait*

De la régularité dans les tétées. — Cette régularité est une chose sérieuse, il ne faut pas, au moindre cri, donner le sein à l'enfant, quand il vient tout juste de téter. Une personne qui mange à toutes les heures de la journée, avec ou sans appétit, finit par avoir une indigestion. C'est la même chose qui arrive aux bébés. Nous avons vu combien la capacité de leur estomac est petite, une fois qu'il est rempli, si nous donnons encore du lait à l'enfant, il vomira ; à force de vomir, l'estomac finira par être irrité, or,

toutes les parties de l'appareil digestif sont soli-
daires, l'irritation finira par gagner l'intestin, il
y aura diarrhée, etc. Par conséquent, lorsqu'un
enfant aura bien tété, laisse-lui le temps de digérer, s'il crie sans motif, laisse-le crier, cette
gymnastique est nécessaire aux poumons. Il
s'agit de savoir quand un enfant a suffisamment
tété de façon qu'il ne souffre pas d'une privation
cruelle. Il ne sait rien dire, mais certains signes
peuvent nous renseigner :

*Moyens pour reconnaître si un enfant a suffi-
samment tété.* — 1° Lorsque l'enfant tient le
mamelon dans la bouche, voyons si, au mouvement de succion, il joint le mouvement de déglutition.

2° Voyons combien de temps il emploie pour
téter, il doit normalement employer de 15 à 20
minutes, s'il emploie plus de temps, ou s'il
s'endort au sein avant que ce laps de temps soit
écoulé, la mère n'a pas assez de lait, si, au contraire, il s'arrête avant, on en conclut que l'enfant a un faible appétit, et si cela se reproduit
souvent, il faut pour celui-là rapprocher l'heure
des tétées.

3° Le moyen le plus certain lorsqu'on hésite
pour savoir si une nourrice est bonne ou mauvaise, c'est de peser le bébé avant et après la
tétée ; le premier jour après la tétée il doit avoir
augmenté de 5 grammes, et chaque jour la tétée
sera plus lourde de 5 grammes, ainsi le deuxième

jour, il augmentera durant la tétée de 10 grammes, le troisième jour de 15 grammes, etc. La balance est nécessaire lorsque l'on veut se rendre compte des progrès accomplis par l'enfant et de la valeur de sa nourrice.

Pourquoi il faut peser les enfants. — Si ce sont parfois les nourrices qui fournissent des indications d'après lesquelles il faut les remplacer : maladies aiguës, etc., d'autres fois, c'est le nourrisson qui nous les donne, et elles sont mathématiques puisque c'est la balance qui les constate.

Un enfant qui est bien nourri doit augmenter de poids tous les jours :

Dans le 1er mois de 35 à 45 grammes par jour
    »   2me   »   30 à 35 grammes   »
    »   3me   »   25 à 30 grammes   »
    »   4me   »   25 grammes en moyenne

Il n'est pas nécessaire de peser les enfants tous les jours, on les pèse tous les 5 ou 6 jours et on prend une moyenne. Il faut faire ces pesées très exactement et il faut bannir toute cause d'erreur. Je me souviens d'avoir un jour trouvé un poids fantastique en pesant mon plus jeune fils, il avait augmenté de 80 à 90 grammes par jour ; étonnée, j'observais alors la nourrice qui se tenait près de la balance et je m'aperçus qu'elle s'appuyait sur le plateau. je fus moins étonnée des progrès de mon bébé.

7*

Sevrage des enfants la nuit. — Tu trouveras peut-être aussi que je suis bien sévère la nuit pour le petit bonhomme. Mais, ma chère Sophy, je te parle par expérience, tu sais que j'ai nourri mes deux aînés, tandis qu'une nourrice a nourri mon plus jeune, eh bien, j'ai observé qu'ils ne nous ont jamais réveillées plus souvent que je ne l'indique, il eût été fou de les réveiller pour leur donner à téter, les enfants étant robustes, et, vers l'âge de six mois, ils étaient complètement sevrés la nuit. Cette règle ne peut naturellement pas s'appliquer à des enfants débiles ; ceux-là, il est nécessaire de les réveiller afin de les nourrir malgré eux, pour ainsi dire.

Emploi du biberon. — Il est certain que jusqu'à l'âge de trois mois le mieux est de nourrir l'enfant essentiellement au sein et je t'assure qu'il est peu de femmes qui ne puissent suffire à l'alimenter jusqu'à ce moment-là. Cependant, s'il y avait insuffisance, il vaudrait mieux donner quelques biberons que de laisser souffrir l'enfant.

Mais, à partir de l'âge de trois mois, rien ne s'oppose plus à ce qu'on remplace quelques tétées par le biberon en cas de nécessité. Cette mesure peut aider beaucoup la mère, non seulement si elle n'a pas assez de lait, mais si elle est forcée de faire une course lointaine, elle prépare avec soin un ou deux biberons avant de sortir et indique les heures auxquelles on les donnera à l'enfant.

Quelle tranquillité d'esprit cela lui procure ! Si elle est malade, ou fatiguée, et que son lait soit par cela même moins nourrissant, elle supplée en donnant 1 ou 2 biberons dans la journée : elle se repose et bébé ne s'en aperçoit pas du tout ; cela peut encore être utile lorsqu'il faut donner un médicament à l'enfant.

Y a-t-il un inconvénient? Les garde-robes nous renseigneront. Sont-elles jaunes, lisses, de la consistance d'une mayonnaise, on peut être tranquille, le tube digestif se porte bien, la nourriture est bien digérée, elle est donc bien celle qu'il fallait donner. Sont-elles, au contraire, grumeleuses, verdâtres, tirant de longs fils glaireux: l'intestin de l'enfant est malade et il faut tâcher d'en trouver la cause (*Voir accidents de l'appareil digestif*).

L'enfant bien portant doit aller à la garde-robe 2 à 4 fois par jour pendant les 2 premiers mois, et après de 1 à 2 fois.

Les soupes. — Vers l'âge de 6 ou 8 mois les 4 incisives moyennes font leur apparition, voilà un nouveau progrès accompli par l'enfant, il peut être pour nous l'indication d'un petit changement dans le nourrissage. Aussi joindrons-nous aux tétées et aux biberons une petite soupe ; peu à peu, en nous rapprochant des 12 mois, nous supprimons de plus en plus les tétées, nous insistons un peu plus sur les biberons et sur les soupes, et, à un an, notre petit bonhomme, ainsi sevré graduellement, ne demandera plus le sein, et la mère, qui a fourni de moins en moins de lait, se débarrassera facilement de ce qui reste grâce à une purge et à un peu de diète.

Le sevrage. — De cette manière *le sevrage*, ce temps qui faisait le tourment de nos grand'-mères et même de nos mères, n'est plus à re-douter, il n'indique plus un laps de temps de 5 ou 6 jours pendant lesquels l'enfant crie et la mère souffre, c'est un fait : à partir d'aujourd'hui la dernière tétée de bébé est supprimée.

J'ai agi ainsi pour mes trois enfants et la suppres-sion du sein ne m'a jamais coûté une minute d'en-nui. Il est évident qu'il faut agir avec prudence, à la première apparition de diarrhée, appuyer da-vantage sur les tétées et diminuer le nombre des biberons ou des soupes jusqu'au moment où tout est rentré dans l'ordre. Il faut aussi ne né-gliger aucun des détails que j'ai indiqués dans la fabrication des biberons, être d'une propreté ri-dicule, se défier toujours des redoutables micro-organismes qui nous font payer si cher la moindre négligence et ne pas procéder au se-vrage définitif immédiatement avant l'apparition d'un groupe dentaire. Dans un cas semblable, on attend qu'elles aient fait leur apparition avant de sevrer l'enfant.

Préparation des soupes. — J'avais fait choix de trois farines :

1° Afin de ne pas fatiguer l'estomac en lui donnant toujours la même chose : on sait que la variété est une des conditions d'une bonne alimentation.

2° Afin de lui donner celle qui lui convenait le mieux au moment actuel.

Ces trois farines étaient : la farine Dutaut, la farine d'avoine qui contient plus d'azote que les autres céréales (farine de Morton, par exemple) et la crème de riz.

Il n'est pas nécessaire de prendre exactement ces farines-là, toutes celles qui posséderont les mêmes propriétés pourront les remplacer, je les indique simplement comme expérience personnelle.

La farine Dutaut était celle qui plaisait le mieux à mes nourrissons, mais elle les constipait un peu; à la moindre trace d'échauffement, j'insistais davantage sur la farine d'avoine qui est rafraîchissante, et, enfin, à la première menace de diarrhée c'était la crème de riz qui avait mes préférences.

En temps ordinaire, j'alternais simplement mes trois soupes. Ces remarques ont aussi une grande importance pour sevrer l'enfant d'un an, elles rendront de grands services.

Pour préparer ces différentes soupes, on prend une petite casserole émaillée, on y met un bol de lait, du sucre et on fait bouillir. Pendant que le lait chauffe, on délaie une cuillerée à café d'une de ces farines avec un peu de lait froid.

Lorsque le lait bout, on verse la farine délayée dedans et on tourne pour éviter les grumeaux, puis on pose sur le coin du feu et on laisse bouillir doucement durant 20 minutes. J'ai remarqué que les enfants ont une préférence marquée pour les soupes qui ont bouilli longtemps.

Voici les règles principales pour la nourriture de l'enfant jusqu'à un an, il peut arriver des accidents qui nécessitent quelques modifications. je t'en parlerai dans ma prochaine lettre.

MALADIES DU TUBE DIGESTIF DE L'ENFANT

De l'importance de l'examen des selles. — Je t'ai dit dans ma lettre précédente de quelle importance était l'examen des garde-robes de l'enfant. En le faisant d'une façon régulière plus d'une mère a non-seulement épargné une maladie à son enfant, elle lui a quelquefois sauvé la vie.

Diarrhée. — Dès que les selles sont grumeleuses, la digestion se fait mal, il faut faire faire un peu de diète à l'enfant ; pour cela, il suffit d'éloigner un peu l'heure des tétées et d'en abréger la durée.

Si les selles sont verdâtres avec de longs filaments glaireux, il y a commencement de diarrhée, encore la diète et quelques petits lavements d'eau amidonnée, un bain d'eau amidonnée de la durée d'1/4 d'heure.

Enfin si les selles de l'enfant sont noirâtres (sauf

pour les premières) ou bien l'enfant a tété du sang provenant d'une gerçure de la nourrice, il est facile de s'en rendre compte, ou bien il y a eu hémorrhagie et, dans ce cas-là, il faut tout de suite faire prévenir le médecin ; en l'attendant, on peut poser un sinapisme ou quelques ventouses sur le ventre (comme dérivatifs).

Des lavements. — J'ouvre une parenthèse pour te recommander d'agir avec la plus grande prudence lorsque tu voudras donner un lavement à ton bébé, ne te sers pas d'une canule de métal, il est facile de perforer l'intestin, prends de préférence une canule en caoutchouc et ne l'enfonce pas trop. C'est là un renseignement qui paraît puéril et qui, cependant, est d'une grande importance ; j'en ai eu la preuve, et les médecins ne nous le donnent pas parce qu'ils nous croient toujours plus expérimentées que nous ne le sommes.

Constipation. — Au lieu de diarrhée, les enfants ont quelquefois de la constipation, il ne faut pas s'effrayer trop vite, mais afin de rétablir la régularité des fonctions on peut leur donner soit une petite cuillerée de sirop de fleurs de pêchers ou de chicorée, soit un petit lavement émollient ou huileux, soit encore un petit suppositoire de beurre de cacao.

Pour prévenir ces accidents, la nourrice peut suivre un régime un peu plus rafraîchissant ; on peut aussi donner à l'enfant quelques petites cuillerées d'eau sucrée entre les tétées et s'il est nourri au biberon, on ajoutera à son lait un peu plus de sucre de lait.

Quelquefois aussi les enfants ont des coliques, ils crient, se tordent et font vraiment pitié à voir, on leur frictionne le ventre avec un peu d'huile de camomille, on leur met une ceinture de flanelle et, généralement, la chaleur agit avec efficacité.

Avant d'en finir avec l'appareil digestif, laisse-moi te parler d'une maladie dont il est souvent le siège :

Le Muguet. — Le muguet est une sorte de petit champignon oïdium qui se développe dans la bouche et même dans l'œsophage du nouveau-né. Une mère inattentive ne s'aperçoit pas tout de suite de sa présence tant ces colonies de champignons ressemblent à de petits grumeaux de lait qui seraient restés sur les côtés des joues. Avant l'apparition du muguet, la langue et la muqueuse buccale sont rouges et sèches, on dirait qu'on les a vernies.

Pour triompher de ce mal on lave tout l'intérieur de la bouche avec un collutoire.

Collutoire : Borax et glycérine neutre par parties égales

ou avec une solution :

100 parties d'eau ;
5 parties de borax ;

car le muguet ne peut vivre dans un milieu alcalin. Ce lavage se fait de la manière suivante : on enroule un morceau de coton hydrophile autour de l'extrémité d'un petit bâton. Je te conseille, si pareille chose arrivait, de demander au docteur de te montrer la manière d'enrouler ce coton afin qu'il adhère fermement au bois. On le trempe dans la solution et l'on badigeonne ainsi tout l'intérieur de la bouche de l'enfant ; quand l'opération est terminée, on brûle le coton, et on recommence ce lavage plusieurs fois par jour. En le faisant sérieusement, on peut triompher de la maladie dans 3 ou 4 jours ; si, pendant ce temps, l'enfant ne peut pas téter, il faut avoir recours au gavage.

Quelle est l'origine de ce mal qui si fréquemment atteint les nouveau-nés ? Le manque de propreté, voilà tout. L'enfant prend quelquefois les germes du muguet en passant dans le vagin lorsqu'on ne l'a pas aseptisé convenablement. c'est alors l'*oïdium albicans*, d'autres fois, c'est en prenant le sein de sa mère que le pauvre être est contaminé. Lorsque la nourrice n'a pas la précaution de laver le bout des seins avant et après les tétées, il arrive que les gouttes de lait qui restent fermentent et, en tétant l'enfant prend de l'*oïdium lactis* (1).

Voilà encore un fait qui plaide avec éloquence

_____

(1) D'après différents auteurs l'*oïdium albicans* et l'*oïdium lactis* seraient un seul et même champignon.

en faveur d'une propreté excessive, et qui prouve que j'avais raison en demandant de toujours essuyer proprement les lèvres de l'enfant après qu'il a tété, soit avec un linge fin, soit plutôt avec du coton hydrophile.

Le muguet n'est pas d'ailleurs une maladie propre à l'enfance, certaines grandes personnes qui sont soumises au régime lacté et qui boivent du lait tiré depuis longtemps sans le faire rebouillir peuvent aussi être atteintes de cette maladie.

Athrepsie. — Quelquefois on trouve dans la bouche des enfants, outre le muguet, des sortes de petites ulcérations siégeant sur la voûte palatine dans la ligne médiane, c'est ce qu'on appelle les *plaques athrepsiques*. L'enfant maigrit, son corps est couvert d'*érythème* (taches rouges) et même quelquefois d'ulcérations sur les fesses, les cuisses, les chevilles ; il a de la diarrhée et des régurgitations, on dit que l'enfant est athrepsique. Les causes de ce mal, qui peut très rapidement enlever un enfant, sont ou de la faiblesse congénitale ou une mauvaise nourriture, ou une nourriture insuffisante ; parfois les trois causes réunies.

Le seul remède efficace consiste à donner une bonne nourrice à l'enfant ; il est évident que dans ce cas très grave il faut appeler un médecin qui soignera l'enfant et lui donnera les remèdes propres à arrêter la diarrhée et les vomissements.

Souvent, aussi, il prescrira la couveuse, des bain
aromatiques, etc.

En résumé, tu vois que les maladies du tube
digestif des enfants proviennent presque toujours
de deux causes : ou bien une nourriture qui n'est
pas appropriée, ou bien d'un manque de propreté ; il est cependant un autre facteur qu'il est
bon de considérer : la dentition.

LA DENTITION

Ordre d'apparition des dents. — D'ordinaire c'est à 5 ou 6 mois que l'on commence à pressentir l'apparition des premières dents chez l'enfant. Il est inquiet, il salive beaucoup, puis, un beau matin, on aperçoit à sa mâchoire inférieure deux petits points blancs, ce sont les deux incisives médianes qui se montrent, puis viennent les médianes supérieures, plus tard les incisives latérales (vers 9 mois environ), enfin les petites molaires (vers 12 mois), les canines (vers 15 mois) et les deuxièmes petites molaires (vers 18 mois), elles terminent la série ; les enfants au-dessous de 5 ans n'ayant que vingt dents. Quelquefois ces dents viennent plus tard, quelquefois plus tôt, parfois les deuxièmes petites molaires précèdent les canines, mais une règle qui ne varie presque jamais, c'est que les dents de la mâchoire inférieure précèdent les dents correspondantes de la mâchoire supérieure.

Quelques préjugés. — C'est à ces malheu-
reuses dents que l'on attribue, en général, toutes
les indispositions de l'enfant ; s'il a des vomissements, ce sont les dents ; s'il a de la diarrhée
ce sont les dents ; s'il a une bronchite, ce sont
encore les dents, on ne soigne pas l'enfant et il
dépérit lentement. Il est certain que la dentition
est une période sérieuse pour l'enfant, qu'il faut
veiller encore plus que par le passé à la nature
des selles, etc., mais si l'enfant est en bon état
au moment où les dents apparaissent, si on
veille à son hygiène et à son alimentation, il
traversera cette crise sans être trop éprouvé ;
c'est, en somme, une évolution naturelle, et
comme telle, elle devrait, pour ainsi dire. passer
inaperçue.

Troubles dans la digestion. — Voyons cepen
dant quels sont les troubles les plus habituels
que peuvent provoquer les dents si accusées.
D'abord une inflammation des gencives qui
sont gonflées, on les frictionne avec du sirop
Delabarre.

J'ai déjà dit qu'elles pouvaient causer quelques
troubles du côté du tube digestif, l'inflammation
de la bouche gagnant l'estomac et l'intestin :
vomissements, vents, diarrhées. Si cela arrivait,
il faudrait tout simplement employer les moyens
que je t'ai indiqués dans ma dernière lettre :
bains amidonnés et diète et surtout moins d'adjuvants. Si bien qu'il serait presque nécessaire

de ne pas sevrer un enfant avant qu'il ait toutes ses dents de lait, cela entraînerait parfois un peu trop loin, mais, dans tous les cas, il ne faut pas sevrer un enfant au moment où il est en pleine évolution dentaire ; par exemple, lorsque les deux premières petites molaires ont paru à la mâchoire inférieure, il vaut mieux attendre alors que les deux molaires de la mâchoire supérieure aient paru également comme je l'ai dit en parlant du sevrage.

Troubles dans les organes respiratoires. — Du côté de l'appareil respiratoire, la dentition favorise également quelques accidents, la circulation étant troublée : ils se refroidissent plus facilement ; de là, bronchite et laryngite striduleuse.

La *bronchite*, si on est en hiver, nécessite quelques jours de chambre, en été, simplement quelques précautions.

Quant à la *Laryngite striduleuse*, si elle est effrayante, elle n'est pas bien redoutable lorsqu'on sait la soigner. Au milieu de la nuit, la mère est brusquement réveillée par une toux rauque, déchirante, l'enfant est rouge, il ne peut pas respirer. Que de fois, me suis-je ainsi penchée pleine d'angoisse sur le berceau de mes bébés. Il existe un moyen très simple pour les soulager : on prend de l'eau très chaude, de façon que l'on puisse tout juste y plonger la main, on y trempe une éponge, on l'exprime et on l'applique sur le cou du bébé un peu au-dessous du menton. Quand l'éponge est un peu refroidie, on la trempe de nouveau, et l'on continue ainsi jusqu'à ce que la respiration de l'enfant soit plus facile en ayant soin d'élever peu à peu la température de l'eau, si bien qu'à la fin, c'est à peine si on peut exprimer l'éponge tant elle est brûlante. On essuie bien le cou du bébé. on l'entoure d'un peu d'ouate et, le lendemain. son malaise a disparu.

Diphtérie. — Ce n'est donc pas quand ton fils aura une toux bien retentissante qu'il faudra l'effrayer, c'est lorsqu'il aura la voix voilée avec de la fièvre et une sorte de tristesse ; alors envoie tout de suite chercher le médecin, car il pourrait y avoir menace de *diphtérie.* le croup si redouté des mères. mais même là il ne faut pas désespérer encore, grâce au Dr Roux, on fait maintenant aux enfants des injections de sérum qui triomphent de la sinistre maladie infectieuse.

Eruptions cutanées. — La peau éprouve aussi le contre-coup du travail dentaire ; souvent les joues et les fesses des enfants sont couverts de petits boutons, ils ont de la roséole et de l'urtication. Ces accidents sont peu graves et disparaîtront avec la cause qui les a provoqués, contre l'urticaire, on peut leur donner quelques bains d'eau salée. D'ailleurs, les bains leur font un bien énorme pendant la dentition. surtout les bains de tilleul;

Troubles nerveux. — Enfin, il peut y avoir d'autres troubles plus sérieux du côté du système nerveux provoquant des convulsions et de l'é-clampsie infantile.

Eclampsie et convulsions. — Ce sont là deux termes à peu près synonymes. L'enfant a les yeux fixes et déviés de leur axe, la bouche se crispe, les membres se raidissent, son aspect est horrible, heureusement, cela ne dure que quel-ques secondes.

Les convulsions sont toujours dues à une ex-citation nerveuse trop intense provoquée soit par des causes psychologiques : une vive frayeur par exemple ; soit par une excitation cutanée : la brusque transition du chaud au froid ou réci-proquement, une piqûre, une brûlure : le pru-rit dentaire, etc. ; soit enfin par un état patholo-gique provoqué lui-même par une légère intoxication, indigestion par exemple.

Suivant la cause, il faudra donc varier le trai-tement ; en attendant le médecin, il faudra déshabiller l'enfant, (1) s'il est capable d'avaler, lui donner un peu de sirop d'éther mêlé d'un peu d'eau de fleur d'oranger, le sirop d'éther employé pur pourrait exaspérer la crise, si l'on voit qu'il y a afflux de sang au cerveau, il faut

(1) Si l'enfant a une hernie et porte un bandage, la crise d'éclampsie peut provenir de la compression d'un testicule par ce bandage qu'il faut dans ce cas enlever tout de suite.

vite poser un sinapisme sur les mollets (comme dérivatif) (1).

Dans ce cas là, on administre un bain chaud ou on enveloppe l'enfant dans les linges chauds, d'ailleurs, la cause une fois supprimée, la crise passe sans laisser de traces.

Les enfants bien portants et l'évolution dentaire. — Les enfants bien portants souffrent peu de la période dentaire. Nous avons six mois depuis la naissance de l'enfant jusqu'à l'apparition des premières dents, il s'agit de les mettre à profit d'une manière sérieuse. Soignons l'enfant pour qu'il soit dans un état aussi satisfaisant que possible, au moment où la première quenotte fera son apparition, que son tube digestif soit sain, son alimentation bien réglée et nous serons tout étonnés de ne voir ni vomissements, ni diarrhée, ni convulsions !

(2) Dans le cas où l'on n'a pas de sinapisme et où il faut rapidement provoquer une dérivation, le moyen le plus simple est l'emploi du marteau de Mayor. Tout marteau peut servir pour cet usage, on le plonge dans de l'eau ayant 55 à 60°, lorsqu'il est chaud on le sort, on l'essuie. on interpose entre le marteau et la peau une étoffe de soie et l'on obtient la rubéfaction désirée, en agissant de même mais avec de l'eau à 90° on obtient la vésication.

NOTE

LE HOCHET

Il n'est pas permis de parler de la dentition sans parler du hochet, les auteurs les plus graves s'en sont préoccupés :

« Le hochet est un corps dur que l'on donne à
« mâchonner aux enfants à la mamelle, à partir
« du sixième mois, lorsque le travail de la denti-
« tion commence. On pense que ce mâchonne-
« ment a le pouvoir de faciliter la sortie des
« dents, c'est là une vue qui est plus théorique
« que pratique, etc. Quoiqu'il en soit, comme
« l'enfant aime beaucoup à mordre, il est bon de
« lui donner un objet avec lequel il puisse satis-
« faire son goût et s'amuser. » (Dr Bouchut.) Et plus
loin : « Parmi les objets que l'on suspend au
« cou des enfants, dans ce but il y a : une racine
« de guimauve sèche, un anneau d'ivoire ou de
« caoutchouc, etc. »

« Tous ces hochets sont bons (Bouchut.) »

Eh bien, ma chère Sophy, je dirai que pour ma part, je trouve tous ces objets mauvais, quoiqu'il puisse paraître très téméraire d'affirmer le contraire de ce que dit cet illustre médecin.

Raisonnons : nous avons vu que le tube digestif de l'enfant est très délicat et qu'il est de plus un excellent lieu de culture pour toutes sortes de germes (voir muguet, etc.). Nous devons donc l'ensemencer le moins possible, et pour cela approcher des lèvres de l'enfant les seuls corps aseptiques : mais un hochet, une racine de guimauve, la main même de l'enfant sont loin d'être dans les conditions requises.

Prenons le hochet, par exemple. L'enfant vient de téter, il porte le hochet à sa bouche incomplètement vidée, des parcelles de lait souillent le hochet que bébé laisse tomber aussitôt pour le reprendre bientôt après ; mais dans l'intervalle, le lait qui restait adhérent aux parois du hochet a aigri et, en le remettant dans la bouche, l'enfant y introduit en même temps des ferments qui, trouvant un lieu de culture excellent se multiplieront et pourront lui donner soit le muguet, soit d'autres indispositions. Et je ne parle là que d'une cause naturelle de souillure, sans parler de toutes les autres causes accidentelles.

Le mieux est donc de ne pas donner de hochet aux enfants et d'éviter autant que possible qu'ils mettent leurs mains dans la bouche.

Cependant, si on ne pouvait absolument pas le laisser, le hochet le plus simple sera le meilleur, un anneau d'ivoire par exemple, que l'on ferait bouillir tous les jours avec les flacons servant à l'allaitement.

VACCINATION

La vaccine est une maladie légère que l'on innocule aux enfants pour les préserver d'une maladie très grave : la variole.

A moins qu'il y ait une épidémie à leur naissance, on attend habituellement pour faire cette opération que l'enfant ait deux mois environ. On fait trois piqûres soit aux deux bras, soit à la partie extérieure des mollets. On peut vacciner soit en prenant du vaccin sur un enfant, soit en prenant le vaccin directement sur une génisse, soit en se servant de vaccin conservé. Le premier moyen est de plus en plus rejeté par les médecins, un enfant ayant une apparence très robuste peut être contaminé, et, avec son vaccin, on peut transmettre sa maladie à tous les enfants que l'on vaccinera.

Certains médecins prétendent même que la dégénérescence de notre espèce est due en partie

à cette pratique. Le meilleur est sans contredit
de prendre le vaccin directement sur la génisse,
mais cela n'est pas toujours possible surtout
dans les petites villes ; on se sert alors de vaccin
conservé.

Recommande à la sage-femme de prendre de
préférence du vaccin conservé dans des tubes : il
est formé par la pulpe vaccinale qu'on mélange
avec de la glycérine. Fais attention que l'on ne
te fasse pas passer un tube ayant déjà servi, et
ayant traîné, dans lequel les poussières sont tom
bées, dans ces conditions, le vaccin peut donner
naissance à des phlegmons ou à des abcès graves.

Il faut, si l'on vaccine ton bébé après d'autres
enfants, veiller à ce que l'on plonge la lancette
dans l'eau bouillante entre chaque piqûre, afin de
désinfecter la lancette et de ne pas infecter le vaccin. Les piqûres ne doivent pas être profondes afin
de saigner le moins possible ; avant d'habiller
l'enfant, il faut que le vaccin ait séché, on met
un peu de coton hydrophile sur les piqûres pour
éviter le frottement.

Du troisième au dixième jour, si le vaccin
agit, il vaut mieux ne pas faire sortir l'enfant, si
l'on est en hiver, il est plus facilement sujet aux
maladies, il vaut mieux ne pas donner de bains
pendant ce temps.

Si le membre vacciné se gonflait beaucoup et
devenait très douloureux ; on calmera la douleur
en appliquant des cataplasmes de farine de lin.

DÉVELOPPEMENT DES MUSCLES ET DES OS

La Promenade.

Développement progressif des organes de la locomotion. — L'appareil de la locomotion se compose chez l'homme des muscles et des os. Chez l'enfant nouveau-né, les os sont mous, cartilagineux et les muscles sont fort peu développés, ce n'est que vers le 4e mois que l'enfant commence à faire des gestes conscients, et vers le 6e mois, bébé qui jusqu'à présent restait couché dans son berceau, tout en faisant marcher ses jambes, ses bras et sa tête, commence à chercher à s'asseoir. A ce moment-là, il faut le surveiller, il pourrait tomber de sa bercelonnette. Lorsqu'il est dans le moïse, il est prudent de le poser par terre en l'entourant de coussins ; ainsi installé, il ne risque rien. Non seulement bébé commence à se tenir assis, mais encore il ne dort plus autant, il gazouille, il vous fait de beaux discours dans

sa langue enfantine : et reu, et reu... Douce et
agréable musique pour l'oreille des mamans.

Faut-il alors le tenir continuellement sur les
bras ou sur les genoux ? Non, mais on ne peut
pas non plus le laisser toujours dans son berceau, aussi l'installe-t-on sur un bon tapis, on
l'entoure d'oreillers ou de coussins, on lui donne
un jouet et bébé est heureux. Mais un jour le
jouet roule au loin, bébé voudrait bien l'avoir,
mais, maman n'est pas là, le voilà qui s'allonge,
qui se grandit, il s'aide de ses petites jambes et
ainsi bébé a fait sa première promenade à quatre
pattes. Ce ne sera pas la dernière ; tant qu'il
n'aura pas l'idée de se mettre debout, laisse-le
faire le quadrupède, rien ne saurait mieux lui
convenir. Il n'est pas nécessaire d'apprendre aux
enfants à marcher, ils le feront tout seuls lorsque
leurs jambes seront assez fortes pour les soutenir.
Un beau matin, on peut voir le petit homme
faire un effort énorme, le long du pied d'une
chaise, il se hisse, il grimpe et le voilà debout !
Mais il vacille sur sa base, et si maman n'est pas
là tout près, il tombe. Il ne s'agit pas alors de
pousser un cri d'effroi, rien n'est plus mauvais,
cela effraye l'enfant, le rend nerveux et poltron.
Et, plus tard, lorsqu'il sera plus grand, s'il
tombe, ne le plains pas davantage, ris de sa ma-
ladresse, dis : ce n'est rien, et l'enfant te croira
si bien qu'il ne pleurera jamais après être tombé ;
j'en ai fait l'expérience sur les miens.

Jamais je n'ai usé de toutes ces corbeilles,

chariots, etc.. que l'on préconise, à quoi cela sert-
il ? Si l'enfant ne marche pas à un an, il mar-
chera à quinze mois, ce ne sera pas un grand
malheur.

Dans tous les cas, il ne faut jamais mettre aux
bébés des chaussures à talons et il est imprudent
de les faire trop marcher.

Jambes arquées. — Si malgré toutes ces précautions l'enfant avait les jambes arquées, tu
pourrais user d'un système qui donne des résultats surprenants : on donne à l'enfant un peu de
phosphate de chaux ; soir et matin on frictionne
ses jambes extérieurement avec de l'alcool cam-
phré en allant du talon au genou (dans le sens
de la circulation veineuse). J'ai vu des enfants
chez lesquels ce procédé si simple avait fait des
miracles.

Rachitisme. — C'est que tous les enfants ne
se développent pas comme ils devraient le faire.
chez quelques-uns, non seulement les pieds se
tordent au-dessus des articulations, et les genoux infléchis vers l'intérieur les rendent *ca-
gneux* ; mais encore tout le squelette subit un
temps d'arrêt dans son ossification : la fontanelle
ne se soude pas (1), leurs dents ne poussent pas,
leur cage thoracique déprimée dans le haut

---

(1) La fontanelle losangique (celle qui est devant sur le
milieu de la tête) doit diminuer vers 15 mois, à 2 ans elle
doit être fermée.

s'évase avec exagération dans sa partie inférieure, chaque partie se termine par une petite nodosité (1) leur colonne vertébrale se déforme. Ces enfants sont *rachitiques*. La cause de cet état est surtout dans une hygiène défectueuse, une mauvaise nourriture, une habitation humide et malsaine, la malpropreté, le manque d'air, quelquefois l'origine des parents, ayant été eux-mêmes atteints de rachitisme. Le traitement de cette maladie est entièrement hygiénique : un air pur, une habitation saine exposée aux rayons du soleil, des bains aromatiques, des frictions stimulantes, une nourriture fortifiante et des exercices gradués de manière à provoquer la contraction des muscles propres à redresser la courbure des os et de la colonne vertébrale.

Les petites voitures. — Ceci m'amène à parler des petites voitures. Les uns les louent, les autres les critiquent, les uns et les autres ont raison. Si l'on met le nouveau-né pour ses premières sorties dans une petite voiture, surtout en ville, son cerveau si délicat souffrira des chocs que lui imprimera la voiture, de plus, il aura beaucoup plus froid que s'il est sur les bras d'une personne qui est le véhicule le mieux suspendu et le mieux chauffé. Mais lorsque l'enfant commence à marcher, il est lourd, la bonne peut à peine le por-

(1) Dans le peuple, on appelle l'ensemble de ces nodosités le chapelet.

ter pendant quelques instants sans être fatiguée,
le faire marcher elle ne le doit pas non plus, c'est
alors que la petite voiture devient utile et même
indispensable. En hiver, on la munit d'une
bouillotte chaude et bébé fera sa promenade
bien plus agréablement que s'il est sur les bras
d'une femme qui le tient mal parce qu'elle a à
peine la force de le traîner (1). La voiture nous
servira jusqu'au moment où l'enfant pourra faire
sans fatigue la route qui le sépare du but de la
promenade. Arrivé là, surtout en été, on peut
très bien le tirer de sa voiture, le prendre sur les
genoux, ou l'asseoir par terre sur un tapis si la
terre est bien sèche.

Promenade. — La première promenade de
l'enfant se fait à des moments différents suivant
le pays et la saison. En France, en été, on peut
le faire sortir un peu dès le 8ᵉ jour, en automne.
et au printemps vers le 15ᵉ jour, en hiver au
bout d'un mois.

En somme, il n'y a pas de règle absolue, tout
dépend de la température et de la santé de l'enfant.

En hiver il faut choisir pour l'heure de la promenade le moment où le soleil est le plus chaud.

(1) Souvent les enfants présentent une déviation du genou en dehors *genu valgum*, cela vient de ce qu'on les
porte trop à bras et qu'on les porte mal. Pour les guérir
il suffit, le plus souvent, de supprimer ce moyen de locomotion.

de midi à 2 heures par exemple, à mesure que
l'enfant devient plus grand, on peut prolonger la
promenade ; mais pour les nouveaux-nés qui se
refroidissent si facilement, il faut user de prudence. En été, au contraire, il faut faire sortir
l'enfant le matin, et l'après-midi attendre que la
température soit supportable.

Il faut que l'enfant sorte tous les jours et le
plus longtemps possible. Ce sont là des bains
d'air qui le vivifient et qui lui sont aussi nécessaires que la nourriture. Il ne pourra y avoir
d'exception que si le temps est trop froid ou s'il
pleut trop fort, mais chaque maman devrait bien
s'imaginer qu'une journée où l'enfant n'est pas
sorti est pour lui une journée perdue. Sans
doute, il est parfois difficile d'arriver à tout ce
que l'on voudrait faire ; néglige tout, sauf de
faire respirer à bébé un air pur et vivifiant. Je
me souviens d'avoir fait de vrais tours de force
pour faire sortir mes enfants en hiver avant
1 heure, mais les bonnes couleurs de leurs joues
me récompensaient de bien des sacrifices.

Les enfants qui ont un jardin, bien exposé, devraient être toujours dehors, ce serait la meilleure
manière de faire des économies sur les comptes
du médecin et du pharmacien.

LE COUCHER ET LE LEVER

Le sommeil.

Lorsque l'enfant est né, sa vie se passe durant trois mois environ à téter, à crier et à dormir. Les tétées, il faut les régler très exactement, les cris, il est inutile de s'en inquiéter si l'enfant est bien portant, s'il a chaud, si en un mot il a tout ce qu'il lui faut ; on finit vite par distinguer les cris qui indiquent la souffrance de ceux qui sont une simple manifestation de la vie. Quant au sommeil, il faut laisser dormir le nouveau-né tant qu'il lui convient, peu à peu il reste éveillé davantage et, vers l'âge de six mois, on peut régulariser un peu les heures de sommeil.

Principes généraux. — Il faut pour cela se pénétrer de deux principes :

1° C'est que l'enfant a besoin de beaucoup de sommeil et que jusqu'à l'âge de 2 ans, les nuits ne lui suffisent pas, il dort encore le jour ;

2° C'est qu'il est mauvais pour lui de veiller, parce que la veillée excite toujours l'enfant et que dans ces conditions, il ne peut jouir d'un sommeil calme et réparateur.

Le coucher. — Ici encore, ma chère amie, je vais t'indiquer ma manière de faire, je crois qu'elle est à la fois hygiénique pour l'enfant et pratique pour les parents.

Tu sais que nous dînons à 7 heures. A partir du jour où je reprenais mes fonctions de maîtresse de maison, je prenais mon bébé et son moïse à 6 heures, 6 heures 1/4, je procédais à sa toilette de nuit. Je lui lavais doucement la figure et les mains avec de l'eau tiède, j'en faisais autant de ses parties génitales que je poudrais, je le changeais de chemise, de brassière, etc., je l'emmaillotais bien soigneusement, puis tout cela fait, je lui donnais une bonne tétée et je le couchais dans sa bercelonnette bien préparée. (chauffée en hiver). Je le bordais, l'embrassais et partais en emportant la lumière, tout cela sans exciter l'enfant par des rires, des chatouillements etc. ; au bout de deux minutes. bébé dormait très bien et nous passions notre soirée aussi paisiblement que si nous n'avions pas eu d'enfant. Lorsqu'on s'est occupé d'un enfant depuis son lever, on trouve, même en les aimant passionnément, qu'un peu de calme et de repos est une chose agréable.

La nuit. — Durant les premiers mois, je préparais sur mon lit tout ce qu'il fallait pour changer l'enfant, et la nuit lorsqu'il demandait sa tétée, une fois son estomac satisfait, je l'emmaillotais de frais et il me laissait dormir jusqu'au lendemain matin.

A partir de l'âge de 6 mois, comme je l'ai déjà dit, je ne donnais jamais rien à l'enfant la nuit.

Le lever. — Au réveil, M. ou Mlle Bébé avait un appétit superbe que je m'empressais de satisfaire, puis à partir du 6e mois, je le levais et l'installais sur sa petite chaise, en ayant soin de bien soutenir son dos, pour lui donner l'habitude de la propreté. Pendant qu'il vaquait ainsi à ses petites occupations privées, je m'occupais de ma toilette, des ordres à donner, etc., puis on préparait un bain tiède de 28° à 30° et j'y plongeais mon petit bonhomme.

Ce bain est pour lui un vrai bonheur, il patauge, il est heureux ; pour la maman, c'est une façon de faire un lavage rapide et complet. Je répète que le bain quotidien doit être très court. L'enfant séché et habillé, je l'installais sur son tapis.

Sommeil du jour. — Après, nouveau déjeuner, et vers 11 heures, on déshabillait l'enfant pour le coucher. Il est nécessaire qu'il dorme d'assez bonne heure. surtout en hiver, afin de profiter du plus beau moment de la journée pour le faire sortir ; en été son petit somme se faisait plutôt de midi à 2 heures.

Le sommeil de la nuit. — Tu vois, ma chère amie, qu'il est inutile de bercer l'enfant, de le chanter, de laisser la lumière dans sa chambre, ce sont là de mauvaises habitudes, lorsqu'on les a données à l'enfant, on peut difficilement l'en déshabituer, aussi est-il plus simple de commencer tout de suite à bien faire. Je ne te parlerai pas des personnes qui endorment les enfants avant de les mettre dans leur bercelonnette, elles manquent de réflexion, sinon elles comprendraient très bien que l'enfant qui s'est accoutumé à la douce chaleur du corps de la personne qui le porte, se réveillera fatalement en se trouvant dans un berceau plus frais. Je répète encore que la bercelonnette de l'enfant doit être placée dans une chambre qui a été bien aérée. Jamais la nourrice ne doit faire coucher l'enfant avec elle, il ne voudrait bientôt plus dormir autrement et, de plus, elle peut l'étouffer lorsqu'il est tout petit. Il faut aussi voir que l'enfant ait une bonne position durant le sommeil. Pendant les premiers jours, les poumons ne fonctionnent pas encore très bien, on couche l'enfant sur le dos, plus tard, on l'incline soit à droite, soit à gauche.

La mère doit voir son enfant nu tous les jours. — Une remarque : il faut que chaque mère s'ar-

range pour voir son enfant *nu* au moins une fois
dans la journée, soit le soir au moment du coucher, soit le matin dans le bain. C'est absolument
indispensable, cela évitera souvent de graves maladies à l'enfant, quelquefois des infirmités pour
sa vie entière. Nous ne pouvons demander aux
domestiques d'aimer notre enfant autant que
nous l'aimons, ni nous ne pouvons exiger d'elles
les connaissances que nous devons avoir. C'est
en couchant toujours moi-même mes enfants que
je me suis aperçue un jour que l'un d'eux avait
une hernie crurale (1). Cette hernie soignée immédiatement a disparu, durant les deux ans où l'enfant a porté un bandage, jamais personne d'autre
que moi ne le lui a mis : si la jeune bonne qui
s'occupait de mes enfants avait été seule, il est
plus que probable qu'elle s'en serait aperçue plus
tard et que cela aurait dégénéré en hernie irré-
ductible.

(1) Dans l'aine.

VINGT-UNIÈME LETTRE

L'HYGIÈNE D'UN ENFANT SEVRÉ

Ma mission peut être considérée comme terminée, ma chère Sophy. Cependant tu me demandes de te donner quelques indications au sujet de ton fils sevré maintenant, une sorte de vade-mecum pour son alimentation, ses promenades, etc.

Je terminerai donc cette suite de lettres en t'indiquant ce qui pourra être la ligne de conduite d'un enfant depuis le moment où il est sevré jusqu'à l'âge de 4 ou 5 ans.

Alimentation. — Commençons par l'alimentation : le sein est supprimé, mais il reste le biberon et les petites soupes ; on peut même y ajouter un œuf à la coque, un œuf brouillé et un peu de poisson, ce dernier seulement lorsqu'il aura 16 dents. Toutes sortes de choses faciles à mâcher et à digérer. Ce qui embarrasse le plus les jeunes mamans, c'est pour arriver à mettre de la variété dans l'alimentation de ces petits bonshommes, et elles ont raison de se préoccuper de ce point : la variété, comme l'a très bien dit Spencer, est une des conditions principales de l'alimentation. Aussi, puis je à côté des mets cités plus haut t'en indiquer quelques autres : des préparations de pâtes alimentaires au bouillon, des petites crèmes, un peu de cacao, du café et du lait mélangés, des œufs au lait. Ce que Kneipp appelle le potage de santé, c'est un potage fait avec du pain de seigle ou de froment desséché et que l'on réduit en poudre. Pour les enfants plus grands, de la bouillie d'avoine concassée. Un plat que les enfants aiment beaucoup et qui est économique et hygiénique, c'est le soufflé. Si l'enfant a eu un reste de soupe Dutaut, ou de crème de riz, on bat un œuf frais, on le mélange à cette soupe, on ajoute un peu de sucre et on met le mélange dans un petit plat à œufs que l'on pose dans le four. Le gâteau monte, se dore et rien qu'en le voyant, l'enfant a envie de le manger. Chaque maman peut ainsi faire quelque petite invention culinaire pour le plus grand profit de son bébé.

Comme boisson, je te conseillerai de donner du lait à l'enfant, cela lui vaudra mieux que le vin qui est toujours un danger. D'abord le lait dispose les glandes à pepsine à sécréter du suc gastrique, puis il est si difficile aujourd'hui de se procurer du vin naturel que l'on risque toutes espèces d'ennuis en en faisant boire aux enfants. Il n'est pas nécessaire non plus d'exciter l'enfant à boire, 1/2 verre par repas lui suffit jusqu'à

l'âge de 7 ans, et 3/4 de verre jusqu'à 12 ans.
Jusqu'à l'âge de 4 ans le lait doit jouer un grand
rôle dans l'alimentation de l'enfant.

La petite table. — Il est bon tant que l'enfant
est jeune et ne peut pas manger comme tout le
monde de ne pas le mettre à table, on s'arrange
pour lui donner son repas avant celui des grandes
personnes, le soir lorsque l'on dîne, bébé doit
déjà être couché et, tant qu'on le fait dormir le
jour, il est également dans son berceau pendant
le déjeûner. Pour ma part, j'ai constaté que mes
enfants n'ont jamais eu d'embarras gastrique
tant qu'ils ont mangé seuls à leur petite table.
Du jour où on les a vus à la grande table il n'en
a pas été ainsi.

Les repas. — Comment distribuer les repas
de l'enfant ?

Tant que l'enfant est tout petit, on peut lui
donner un biberon dès qu'il se réveille vers 6 ou
7 heures du matin, quand il avance en âge, on
lui donne du lait et du pain, ou du cacao et du
pain, ou du café au lait et du pain. Il n'est pas
nécessaire de donner le même petit déjeûner
tous les jours. A 11 heures, son deuxième déjeuner composé d'une soupe et d'une petite sole
ou d'une petite soupe et d'un peu de blanc de
poulet, vers 3 heures un biberon, ou lorsque
l'enfant devient plus grand une tasse de lait et
du pain ; enfin le soir vers 6 heures, une soupe

et un œuf à la coque ou un œuf au lait, un soufflé, etc. Quoique l'enfant soit sevré, il ne faut pas
s'imaginer qu'il ne faut plus donner de lait,
au contraire, le lait sera pendant longtemps la
base de toute son alimentation.

Une remarque en passant : il ne faut absolument pas permettre à la bonne qui fait manger
bébé, de goûter la soupe avec la cuillère de l'enfant, ou encore comme font beaucoup de personnes, de mettre d'abord dans leur bouche la
cuillerée de soupe qu'elles lui destinent. Cette
habitude est malpropre, elle peut avoir de sérieux
inconvénients : l'enfant pouvant ainsi contracter
des maladies dont la moindre est la carie dentaire.

Le coucher. — J'ai parlé du coucher du bébé,
cela ne varie guère pour l'enfant un peu plus
âgé, cependant vers l'âge de 2 ans, on supprime
peu à peu le sommeil de midi. Jusqu'à l'âge de
4 ans, l'enfant doit être couché à 7 heures. A un
an, au lieu d'emmailloter l'enfant pour le coucher, on lui met une longue chemise de nuit fermée dans le bas par une coulisse, cette chemise
est indispensable, elle empêche les enfants de
trop se remuer et de trop se découvrir pendant
leur sommeil, cause de bien des rhumes.

Il ne faut pas craindre d'aller et de venir et
même de parler dans la chambre où dort l'enfant, il aura le sommeil plus dur et ne sera pas
réveillé en sursaut pour un rien. Cependant, il

ne faut rien exagérer. Il faut remarquer pendant
que les enfants dorment s'ils ont la bouche ouverte ou fermée. Dans le premier cas, il faut les
montrer à un médecin. Quelquefois ils ont des
végétations dans la gorge ou bien c'est une autre
cause qui les empêche de respirer par le nez,
dans tous les cas, il faut remédier à cet état de
chose, l'enfant en respirant par la bouche se
trouve dans une condition d'infériorité : l'air qui
pénètre dans ses poumons est froid, de plus, il
est chargé de poussières que les vibrisses du nez
auraient arrêtées au passage ; de là des faux-
croups, des bronchites, etc.

Lotions froides. — Pour la peau, il y a aussi
quelques observations à faire : l'enfant est plus
fort maintenant, sa circulation est bien établie,
ses glandes sudoripares fonctionnent, il est bon
de lui faire quelques ablutions d'eau froide. Le
soir avant de le mettre au lit on le lave encore
comme je l'ai indiqué (page 145), on commencera
aussi de bonne heure à lui laver les dents, mais
le matin lorsqu'il sort de son petit lit et qu'il a
bien chaud, on l'arrose plusieurs fois et rapidement avec une éponge trempée dans l'eau froide,
puis on l'enveloppe dans un peignoir de toile
grossière qui doit être bien sec et on le recouche
durant quelques minutes afin de lui permettre de
faire la réaction. Les deux ou trois premiers
jours on peut se servir d'eau un peu attiédie
coupée de 1/3 de vinaigre, mais peu à peu on

l'accoutume à l'eau ayant la température de l'appartement. En hiver, il faut faire ces lotions dans une chambre chauffée, et il ne faut pas faire sortir l'enfant immédiatement après. On ne peut pas s'imaginer combien ces lavages à l'eau froide endurcissent les enfants, j'en ai vu qui, du moment où on les a mis à ce régime, n'ont plus jamais eu ni rhume, ni bronchite. Mais c'est une épée à deux tranchants, il faut que l'on fasse les choses exactement, ou bien il vaut mieux ne pas les faire du tout. Naturellement, si un enfant n'est pas habitué à l'eau froide, il vaut mieux attendre l'été pour faire les premiers lavages, mais tu verras, ma chère Sophy, avec quel plaisir ils se laissent arroser et comme ils restent bien sagement dans leur lit faisant la réaction avec délices.

L'enfant malade. — Malgré tous les soins donnés à l'enfant, il peut arriver qu'il soit indisposé ou malade. Une mère attentive s'en aperçoit dès le premier jour ; la température s'élève, l'enfant est moins gai, etc. Beaucoup de mères laissent les enfants au lit pensant enrayer le mal. Ce n'est pas mon avis. J'ai remarqué que le plus souvent les enfants qui ne sont pas vraiment très malades se refroidissaient au lit : ils sont moins vêtus, ils se découvrent, sautent sur les couvertures, etc., si bien que l'indisposition qui aurait sans doute été bénigne se transforme en une véritable maladie.

Lorsqu'un enfant est simplement indisposé, le mieux est de l'habiller comme d'habitude, de le mettre sur une chaise longue ou sur un canapé en soutenant sa tête d'un oreiller et recouvrant ses jambes d'une couverture chaude et légère. La chambre est bien close et bien chauffée si c'est en hiver. Suppose que bébé se découvre, qu'il aille même faire un petit tour, le mal sera loin d'être aussi grand que s'il sortait d'un lit bien chaud. De plus, l'enfant s'affaiblit moins ainsi.

Enfin si l'état de l'enfant te semble inquiétant, si par l'examen des selles et de la température, tu ne peux pas te rendre un compte exact de ce qui le rend malade, n'emploie pas des remèdes de bonne femme et dans le doute, aies recours au médecin. Tu le feras venir pour rien bien souvent, il t'excusera connaissant ton inexpérience et sachant que ton devoir est de t'alarmer pour ce frêle petit être qu'un rien abat et qu'un rien relève.

CONCLUSION

ÉDUCATION MORALE ET INTELLECTUELLE

Voilà un résumé de la manière d'élever et de soigner les enfants, je suis loin d'avoir épuisé le sujet, ce que j'ai voulu, c'est donner un guide aux jeunes femmes inexpérimentées, ignorantes ; j'ai voulu ainsi combler une lacune qui existe dans l'enseignement. « Sérieusement, n'est-ce
« pas une chose inconcevable que, bien que la
« vie et la mort de nos enfants, leur perte et leur
« avantage moral, dépendent de la façon dont
« nous les élevons, on n'ait jamais donné dans
« nos écoles la moindre instruction sur ces ma-
« tières à des élèves qui seront pères ou mères
« de famille ? N'est-ce pas une inexplicable ano-
« malie que le sort d'une nouvelle génération
« soit abandonné au hasard d'habitudes irréflé-
« chies et de caprices déraisonnables, aux sug-
« gestions de nourrices ignorantes, aux préjugés
« des grands mères ? » (Spencer.)

Il n'entre pas dans le cadre de ce petit travail

de parler de l'éducation morale et intellectuelle, cependant, j'en dirai deux mots, car il ne suffit pas d'avoir fait un bel enfant, il faut encore qu'il devienne bon et intelligent.

On a le tort de considérer l'éducation comme ne s'appliquant qu'à l'enfant déjà raisonnable, dès que l'enfant a conscience de lui-même la tâche de l'éducateur commence. Je dirai même l'éducation commence à la grossesse :

Une grossesse calme et sereine se reflètera dans le caractère de l'enfant, une grossesse agitée et nerveuse produira un être déséquilibré !

L'éducation morale repose tout d'abord sur l'exemple. L'enfant est imitateur, si ses parents pouvaient être parfaits ce serait la meilleure des choses ; rien que pour leur ressembler il se corrigerait de maint défaut sans parler de ceux qu'il ne copierait pas n'en ayant pas l'exemple. Les parents doivent donc faire leur éducation avant de faire celle de leurs enfants, l'une dépend absolument de l'autre, et voyez quelle influence excellente, l'arrivée de ce petit être aura dans les familles s'il leur impose dès sa venue une conduite se rapprochant autant que possible de la perfection, et si je dis dès sa venue, c'est qu'il ne faut pas croire que des enfants même très jeunes ne se rendent pas compte de certaines choses, si l'enfant est un imitateur, c'est aussi un observateur doublé d'un logicien et l'on ne saurait trop s'observer devant lui.

La mère doit être ferme, il vaut mieux ne pas

faire de défense, ne pas donner d'ordres que de les laisser transgresser, il vaut mieux ne pas punir que de pardonner.

Lorsque le père et la mère ont parlé, l'enfant doit se taire sachant toute observation superflue, et par là je ne demande pas aux parents une sé-vérité inouïe, je leur demande au contraire la plus grande indulgence : il ne faut exiger des enfants que ce qu'ils peuvent donner, il faut établir peu de défenses, peu de lois, mais il faut exiger que l'on respecte celles que l'on a jugé nécessaire de promulguer.

Enfin, le père et la mère doivent être logiques et se bien tracer une ligne de conduite avant d'en vouloir tracer aux autres. Que trouvez-vous de plus stupide qu'un père ou qu'une mère qui excitent leur enfant, le taquinent, l'ennuient et se plaignent ensuite de son mauvais caractère? L'une des qualités principales des parents vis-à-vis des enfants ne doit-elle pas être la dignité sans laquelle nulle autorité ne saurait exister?

Trouvez-vous logique le père qui donne rai-son à l'enfant dont la mère se plaint? Estimerez-vous la mère qui récompense le bébé que le père vient de punir? Ils donnent ainsi eux-mêmes des armes à l'enfant et il s'en servira contre eux. La force de toute éducation morale est dans l'union au moins apparente des parents, ils devraient quelquefois s'entretenir de ce grave sujet, poser ensemble des points de repère, se tracer un plan de façon à ne pas se contredire l'un l'autre, n'avoir qu'une seule volonté résultat naturel d'une ligne de conduite arrêtée d'un commun accord.

Il n'est pas facile d'être un éducateur, et c'est pourquoi je trouve que ceux-là ont bien raison qui demandent qu'on apprenne aux futures mères la manière d'accomplir leur devoir. La bonne volonté seule ne suffit pas.

Quant au développement de l'intelligence, nous avons vu que le cerveau n'est pas complètement développé quand l'enfant naît et que durant les premiers mois, il faut lui éviter toute commotion quelle qu'en soit la nature. Mais lorsqu'enfin ce cerveau sera normal, lorsque l'eau qui remplit certaines cavités sera résorbée, faudra-t-il de suite lui demander un effort énorme? Qu'avons-nous vu pour la marche? Nous avons vu qu'il ne fallait pas forcer la nature, qu'il fallait que l'enfant marche à quatre pattes avant de marcher sur ses deux jambes et que même lorsqu'il se tient sur ses jambes et qu'il sait les faire fonctionner, il faut l'empêcher de se trop fatiguer ; ainsi parlerai-je de l'intelligence : Laissez-la s'éveiller librement, tranquillement. Ne lui demandez pas tout de suite de faire des tours d'acrobatie, laissez-la d'abord aller à quatre pattes. Mais dirigez ses efforts, soyez-là tout près pour éviter les chutes, allez du simple au plus composé, et vous verrez avec étonnement à quels résultats vous aboutirez. Les phénomènes de trois ans qui récitent des fables ne m'ont jamais étonnée, ce sont bien plutôt ceux qui les leur avaient apprises qui me semblaient étonnants.

En un mot l'éducation des facultés intellectuelles est comparable à l'éducation des forces physiques, il faut agir avec prudence et avec patience. Mieux vaut se laisser diriger par l'enfant que de le diriger soi-même. Et par là, je ne veux pas dire qu'il faut le laisser libre de faire ce qu'il lui plaît, mais plutôt qu'il faut compléter ses découvertes et l'exciter le plus possible à en faire de nouvelles. Les choses apprises ainsi sont celles qui se graveront pour toujours dans son esprit.

Espérons qu'avec un peu de science et beaucoup d'amour, nous arriverons à faire de nos fils et de nos filles des Français et des Françaises capables d'en élever d'autres.

A. WEISS.

TABLE DES MATIÈRES

NEUVIÈME LETTRE

AVANT LA NAISSANCE

DIXIÈME LETTRE

L'ACCOUCHEMENT

ONZIÈME LETTRE

APRÈS LA NAISSANCE

DOUZIÈME LETTRE

APRÈS LA NAISSANCE

TREIZIÈME LETTRE

ALLAITEMENT ARTIFICIEL

DIX-NEUVIÈME LETTRE

L'ENFANT (suite)

VINGTIÈME LETTRE

L'ENFANT (suite)

VINGT-UNIÈME LETTRE

HYGIÈNE D'UN ENFANT SEVRÉ

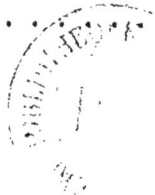

Saint-Amand (Cher). — Imp. DESTENAY, BUSSIÈRE frères.

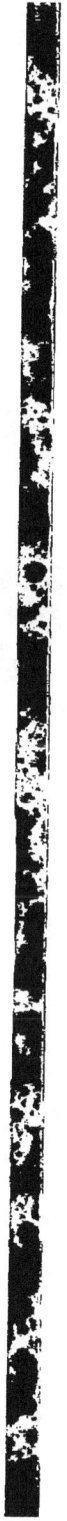

www.ingramcontent.com/pod-product-compliance
Lightning Source LLC
Chambersburg PA
CBHW060600210326
41519CB00014B/3529